神经外科典型病例

SHENJING WAIKE DIANXING BINGLI

主 编 赵宗茂 南成睿 刘 津 刘吉祥

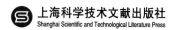

上海科学技术文献出版社
Shanghai Scientific and Technological Literature Press

图书在版编目（CIP）数据

神经外科典型病例 / 赵宗茂等主编 . -- 上海：上
海科学技术文献出版社，2022.3
ISBN 978-7-5439-8518-6

Ⅰ . ①神… Ⅱ . ①赵… Ⅲ . ①神经外科学－病案
Ⅳ . ① R651

中国版本图书馆 CIP 数据核字（2022）第 026907 号

策划编辑：张　树
责任编辑：应丽春
封面设计：李　楠

神经外科典型病例

SHENJING WAIKE DIANXING BINGLI

主　　编　赵宗茂　南成睿　刘　津　刘吉祥
出版发行：上海科学技术文献出版社
地　　址：上海市长乐路 746 号
邮政编码：200040
经　　销：全国新华书店
印　　刷：朗翔印刷（天津）有限公司
开　　本：787mm×1092mm　1/16
印　　张：11.75
版　　次：2022 年 3 月第 1 版　2022 年 3 月第 1 次印刷
书　　号：ISBN 978-7-5439-8518-6
定　　价：158.00 元

http：//www.sstlp.com

《神经外科典型病例》

主 编

赵宗茂　南成睿　刘　津　刘吉祥

副主编

（按姓氏笔画排序）

石云鹏　刘力强　闫冬冬　杨　亮

宋国强　张　岩　张雪松　卓亚玉

编 委

（按姓氏笔画排序）

王　鹏　王一证　王在然

王沛雨　瓦哈布　丛璐璐

刘　烁　闫泓杉　孙博宇

佟　浩　宋子瀚　张　涛

张世阳　张展展　苗基昊

郑学程　赵子君　徐嘉义

郭丽斯　郭荣亮　葛有志

强淑珂　靳乾旭　谭　威

前　言

　　本书收集了 25 个神经外科典型的病例资料，以住院病历的形式呈现，真实体现每一例患者所经历的完整的临床诊疗及手术过程。本书更着重于手术过程中的技术操作及术后讨论。讨论中结合每一病例诊断及手术中涉及的要点、难点问题，指导临床决策，引申相关知识点，给读者展示专家共识的观点等。

　　本书面向广大临床医生、神经外科学及神经内外科专业研究生、进修医生、规培医生、医学院校学生等各级医务人员。可作为其工作和学习的工具书及辅助参考资料，有助于提高临床医生的思维能力及手术技能，具有较高的临床实用价值。

　　本书的作者均为我国神经外科领域医学专家及临床医生，具有丰富的临床经验及组织编写临床专业书籍经验，保障了高质量的病历呈现，并很好地体现了临床专家缜密的临床思维方式及手术技巧。本书的出版对于广大神经外科的临床医师，尤其初中级神经外科医师及全科医师对神经系统常见疾病相关基础知识的掌握及规范化手术操作均起到指导作用。

编　者

目　录

病例 1

显微血管减压术

显微血管减压术主要用于治疗特发性偏侧面肌痉挛，原发性三叉神经痛及原发性舌咽神经痛。在上述三种疾病中，其手术原理相同，手术入路及手术操作原则一致，故仅以其中一例典型病例展开阐述。

一、病例简介

一般资料：患者女性，67 岁，汉族，农民。

主诉：右侧面部不自主抽搐 3 年，加重 6 个月。

现病史：患者缘于 3 年前无明显诱因出现右侧面部不自主抽搐，以眼角、面颊部及口角为著，间断性发作，持续数秒自行缓解，无头痛、头晕，无恶心、呕吐，无耳鸣，无听力下降，就诊于我院门诊，予以口服药物及针灸治疗，具体不详，症状无明显好转。6 个月来，患者上述症状加重，发作频率及持续时间较前增加。现患者为求进一步诊治而来我科门诊，门诊以"右侧面肌痉挛"收入我科。

既往史：既往体健，否认高血压、糖尿病、冠心病等病史，否认肝炎、结核等传染性病史，无外伤、手术及输血史，无食物药物过敏史。预防接种史不详，系统回顾无特殊。

个人史：生于原籍，久居当地，未到过疫区及牧区，否认吸烟、饮酒不良嗜好，否认性病冶游史。

家族史：父母已故，具体不详。家族中其他成员无类似疾病史，无其他遗传性疾病史，无传染性疾病史。

神经系统体格检查：体温 36.1℃，脉搏 65 次 / 分，呼吸 17 次 / 分，血压 129/75mmHg。神清语利，双侧瞳孔正大等圆，直径约 3.0mm，对光反射灵敏。颈软无抵抗，心肺腹查体未见明显异常。四肢肌张力正常，双侧肢体肌力 V 级，双侧肱二、三头肌及膝腱反射正常，双侧巴氏征阴性，Kernig 征阴性。

辅助检查：

头颅 CT（河北医科大学第二医院 2018 年 8 月 8 日）：①左侧基底节区腔隙灶；②双侧筛窦及上颌窦炎症。

头颅 MRI（河北医科大学第二医院 2018 年 8 月 9 日）：①双侧额叶、放射冠区多发缺血变性灶；②双侧筛窦、上颌窦炎症；③颅内动脉 MRA 符合脑动脉硬化：左侧小脑下前动脉及右侧小脑后下动脉未见显示；④右侧面听神经脑池段与周围血管关系密切。

胸部 X 线平片（河北医科大学第二医院 2018 年 8 月 8 日）：心影增大；降主动脉迂曲。

二、初步诊断
右侧特发性面肌痉挛。

三、鉴别诊断
继发性面肌痉挛：可由同侧桥小脑角区肿瘤压迫刺激所致，可表现为面部抽搐、疼痛，呈进行性加重，肿瘤增大可出现头痛、呕吐等颅高压表现，头颅 MRI 及 CT 可见局部占位效应，予以鉴别。

四、诊疗经过
术前影像（病例 1 图 1）：

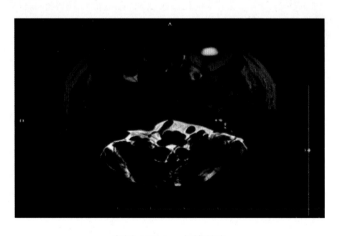

病例 1 图 1　术前影像

手术经过：

1. 术前一天备耳后皮肤　上界到耳郭上缘水平，后方到枕部中线，下方至发际线（病例 1 图 2）。

2. 取健侧卧位，患侧乳突与手术台面大致平行并位于最高位置，便于保持显微镜光轴与手术入路相一致（病例 1 图 2）。

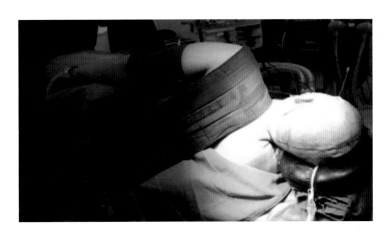

病例 1 图 2　术前备耳后皮肤及健侧卧位

3. 取耳后直切口（通常有以下两种切口方式，此病例取前者）（病例 1 图 3）　耳后发际内与发际平行的斜竖切口，耳后发际内枕骨向颅底转折处附近斜横切口。

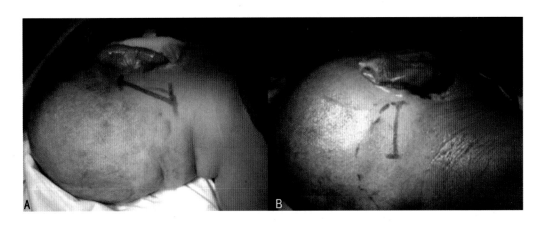

病例 1 图 3　取耳后直切口

4. 乙状窦后入路（病例 1 图 4）　骨窗上缘可显露至横窦下，前缘必须至乙状窦后，下缘可至颅底。弧形剪开硬脑膜并悬吊固定。

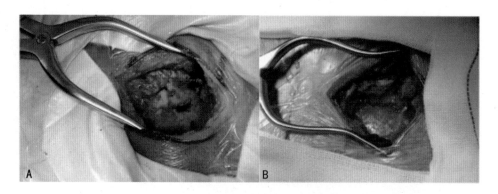

病例 1 图 4　乙状窦后入路

5. 探查 CPA 区，缓慢释放脑脊液，锐性分离脑神经周围蛛网膜（病例 1 图 5）。

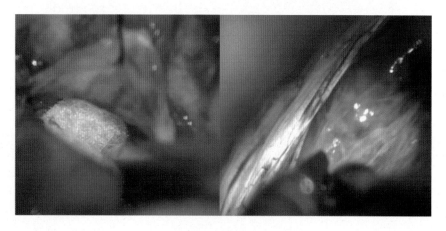

病例 1 图 5　探查 CPA 区

6. 找出责任血管并应用 Tefflon 垫片将其与神经之间垫开（病例 1 图 6）。

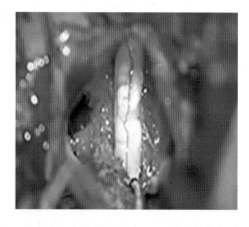

病例 1 图 6　找出责任血管并应用 Tefflon 垫片将其与神经之间垫开

7. 在面神经微血管减压术中，一般行电生理监测（病例1图7）。

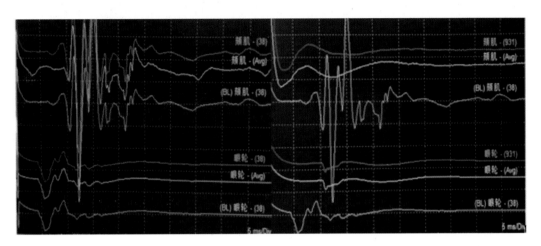

病例1图7　电生理监测

注：术前（左），术后（右）。

术后处理：予以止血、补液及营养神经药物等治疗。

术后复查头颅CT（病例1图8）：

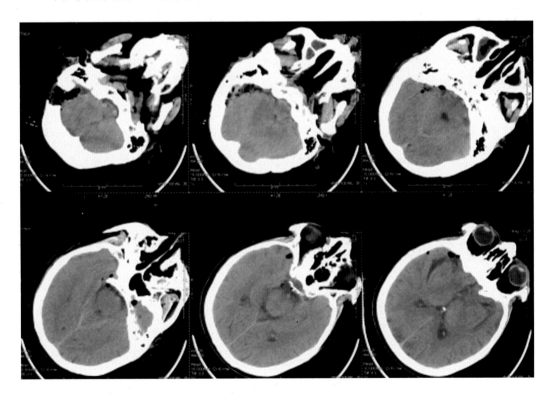

病例1图8　术后复查头颅CT

术后情况：患者术前症状消失。

五、讨论

1. 疾病概述　脑桥小脑角（CPA）责任血管压迫不同脑神经根进/出脑干区（root entry/exit zone, REZ）导致相应症候群，即神经血管压迫（neurovascular compression, NVC）综合征，主要包括特发性偏侧面肌痉挛，原发性三叉神经痛及原发性舌咽神经痛，其中以前两者最为多见。

面肌痉挛（hemifacial spasm, HFS）是一种面神经功能障碍性疾病，表现为面部肌肉阵发性的不白主抽搐，一般先由眼周开始，逐步扩散至单侧面部。随着病情进展，抽搐程度加重，发作次数增多。目前认为面神经出脑干区的微血管压迫是其主要病因。面肌痉挛病程较长，难以自愈。

原发性三叉神经痛是常见的功能性神经外科疾病，表现为三叉神经分布区域内的反复发作性、阵发性、剧烈性疼痛，通常存在"扳机点"。病因及发病机制目前认为与三叉神经颅内段受血管压迫密切相关。

原发性舌咽神经痛较少见，年发病率约为 0.7/10 万，主要表现为牙根、扁桃体区、咽部等的阵发性剧烈疼痛，可由吞咽、咀嚼等诱发。舌咽神经受周围血管卡压目前认为是此病的主要病因。

上述三种疾病的诊断主要依靠其临床表现，常需行影像学检查排除颅内占位性病灶引起的继发性改变。

2. 显微血管减压术　可应用卡马西平等作为保守治疗，但效果不一，且由于上述疾病均为进展性疾病，故疾病可能存在加大药量时仍无法控制症状的现象。20 世纪 60 年代，Jannetta 等开创微血管减压术（microvascular decompression, MVD），并于 20 世纪 80 年代引入中国。该手术采用耳后切口，乙状窦后入路，开颅后通过缓慢释放脑脊液、探查 CPA 区并松解蛛网膜，找出压迫或与颅神经关系密切的责任血管，应用 Teflon 垫棉将其推移垫开，已达到去除压迫的目的，从而治愈疾病。手术过程中，通过监测异常肌肉反应（AMR）协助判断责任血管及评价减压效果，临床研究发现责任血管大多为动脉，或动脉、静脉共同作用，而单纯静脉压迫所致 NVC 较为少见。

MVD 目前作为 NVC 疾病的首选外科治疗方法，已被临床医师广泛接受。其治愈率一般在 90% 以上，且复发率低。

3. 术后并发症及预防　除常规开颅手术并发症外，MVD 特有的并发症主要包括面瘫、听力障碍、眩晕及耳鸣，其中前两者更为多见，但总的来说，并发症发生率低。并发面瘫、听力障碍的主要原因为操作过程中对面、听神经，特别是神经根部直接的机械性损伤，或在剥离移动责任血管及放置减压棉片时损伤血管与神经、脑干之间细小的穿支动脉，特别是损伤面听动脉。

为预防并发症，可于术中行面神经自由肌电和脑干听觉诱发电位监测，并在术中避免手术器械直接触及面、听神经和脑干压板对脑组织长时间过重的牵拉，注意保留责任血管与颅神经和脑干之间小穿支动脉。

参考文献

[1]Campos-Benitez M, Kaufmann AM. Neurovascular compressionfindings in hemifacial spasm. J Neurosurg, 2008, 109（3）：416-420.

[2]Sindou MP, Polo G, Fischer C，et al. Neurovascular conflict andhemifacial spasm. Suppl Clin Neurophysiol, 2006, 58：274-281.

[3]Auger RG, Whisnant JP.Hemifacial apasm in Rochester and Olmsted County, Minnesota, 1960 to 1984. Archives of Neurology, 1990, 47（11）：1233-1234.

[4] 中华医学会神经外科学分会功能神经外科学组，中国医师协会神经外科医师分会功能神经外科专家委员会，上海交通大学颅神经疾病诊治中心 . 三叉神经痛诊疗中国专家共识 . 中华神经外科杂志，2015，53（9）：657-664.

[5]Dandy WE. Concerning the cause of trigeminal neuralgia. Am J Surg, 1934，24（2）：447.

[6]Jannetta PJ. Arterial compression of the trigeminal nerve at the pons in patients with trigeminal neuralgia. J Neurosurg, 1967, 26（suppl）：159-162.

[7] 余海林，李刚，王晓松 . 原发性舌咽神经痛的临床特点及手术治疗 . 中国临床神经外科杂志，2018，23（4）：260-261.

[8]Jannetta PJ, Abbasy M, Maroon JC，et al.Etiology and definitive microsurgical treatment of hemifacial spasm. Operative teachniques and results in 47patients.Journal of Neurosurgery, 1977, 47（3）：321-328.

[9] 于炎冰 . 努力提高显微血管减压术的治疗水平 . 中华神经外科杂志，2016，32（4）：325-328.

病例 2

右额凸面脑膜瘤切除术

一、病例简介

一般资料：患者女性，60岁，汉族。

主诉：间断性头痛5年，加重5个月。

现病史：患者缘于5年前无明显诱因出现间断性头痛，气温高时发作，疼痛可持续数小时，不伴头晕，无恶心、呕吐，无肢体抽搐，未经治疗。3年前就诊于当地医院，诊断为："脑供血不足"，给予药物治疗（具体药物及剂量不详），服药后症状未见明显好转。10个月前因"煤气中毒"就诊于定州市人民医院，查头颅MRI示：①右额部大脑凸面脑膜瘤；②双侧上颌窦炎、右侧上颌窦脓肿。未予处理。5个月前因头痛程度加重就诊于北京天坛医院，建议观察保守。现患者欲行手术治疗，遂就诊于我院。

既往史：糖尿病病史5年，平日服用二甲双胍片2片/日，自诉血糖控制可。否认高血压、冠心病等病史，否认肝炎、结核等传染病病史，否认手术、外伤及输血史，无食物、药物过敏史。按时预防接种，系统回顾无特殊。

个人史：生于原籍，久居当地，未到过疫区及牧区，无不良嗜好。

家族史：母亲患有糖尿病，家族中其他成员无类似疾病史，无其他遗传性疾病史，无传染性疾病史。

神经系统体格检查：体温36.4℃，脉搏76次/分，呼吸16次/分，血压134/78mmHg。神清语利，双侧瞳孔正大等圆，直径约3.0mm，对光反射灵敏。颈软无抵抗，心肺腹查体未见明显异常。四肢肌张力正常，双侧肢体肌力Ⅴ级，双侧肱二、三头肌及膝腱反射正常，双侧巴氏征阴性，Kernig征阴性。

辅助检查：头颅MRI（安国市医院2018年2月28日）示：①右额部大脑凸面脑膜瘤；②双侧上颌窦炎、右侧上颌窦脓肿。

二、初步诊断

1. 右额凸面脑膜瘤。
2. 2型糖尿病。

三、鉴别诊断

1. 血管外皮细胞瘤 又称为血管母细胞脑膜瘤,它比脑膜瘤罕见,与脑膜瘤类似经常沿硬脑膜生长。然而,血管外皮细胞瘤往往缺乏一些脑膜瘤出现的钙化,同时脑膜瘤常发生的邻近骨骨质增生,而血管外皮细胞瘤无此表现。此外,血管外皮细胞瘤的血管往往比脑膜瘤更丰富(影像学可证实)。

2. 转移瘤 与脑膜瘤相比,其强化较为不均匀,且边缘不规整,肿瘤常浸润脑组织。

四、诊疗经过

术前影像(病例2图1至病例2图7):

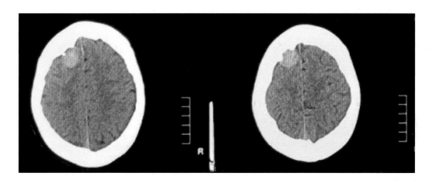

病例2图1 术前CT

右侧额叶可见类圆形稍高密度影,密度均匀,最大截面2.2cm×2.3cm,周围未见水肿,脑灰白质密度正常。

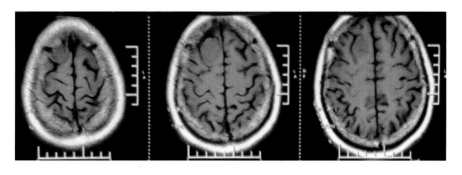

病例2图2 术前MRI平扫T_1像

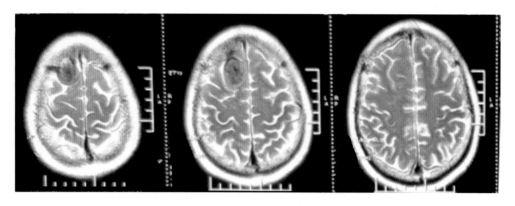

病例 2 图 3　术前 MRI 平扫 T₂像

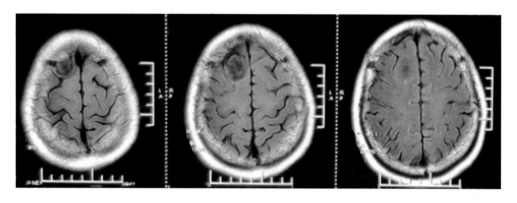

病例 2 图 4　术前 MRI 平扫 FLAIR 像

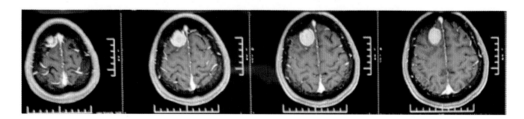

病例 2 图 5　术前增强 MRI（轴位）

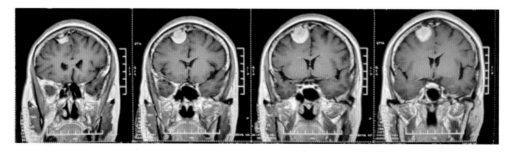

病例 2 图 6　术前增强 MRI（冠状位）

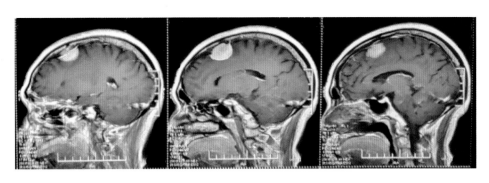

病例 2 图 7　术前增强 MRI（矢状位）

右额部可见类圆形异常信号，呈 T_1 等信号 T_2 等低信号 FLAIR 低信号影，增强扫描呈明显均匀强化，大小约 2.1cm×2.75cm×2.25cm。

手术经过（病例 2 图 8 至病例 2 图 14）：

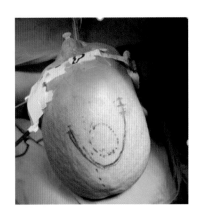

病例 2 图 8　切口与体位

手术取平卧位，头稍向左偏，标记右额弧形切口。

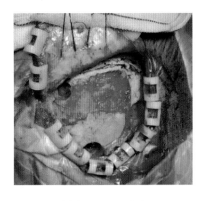

病例 2 图 9　骨窗

依次切开头皮各层，悬吊皮瓣，暴露颅骨，铣下直径约5cm骨瓣。

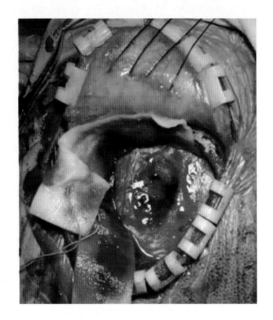

病例2图10　取下骨瓣

见肿瘤基底位于硬膜，与颅骨粘连紧密。

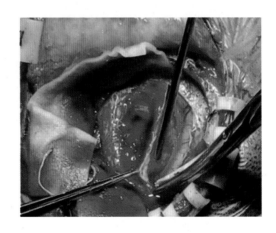

病例2图11　暴露肿瘤

沿肿瘤基底边缘剪开硬膜，见肿瘤呈凸面向额叶生长，呈灰白色，质地较硬，血供丰富，大小约2.1cm×2.7cm×2.3cm。

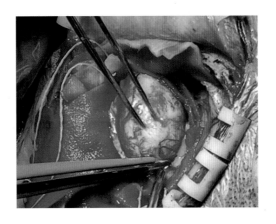

病例 2 图 12　肿瘤切除

沿肿瘤边界仔细分离后，连带基底硬膜一并完整切除肿瘤。

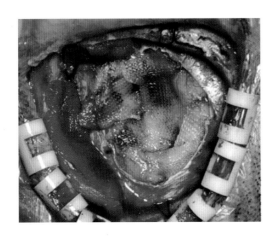

病例 2 图 13　止血关颅

妥善止血，创面覆盖止血材料，取硬膜补片减张修补硬膜。

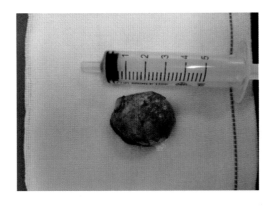

病例 2 图 14　肿瘤标本

术后 CT（病例 2 图 15）：

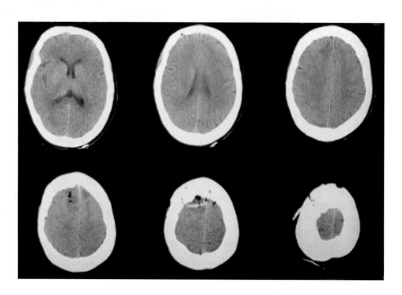

病例 2 图 15　术后 CT

术后处理：术后常规给予止血、预防上消化道出血、营养神经等补液支持治疗。术后病理回报为：脑膜瘤（WHO Ⅰ级）。

五、讨论

大脑凸面脑膜瘤是一种颅内常见的脑膜瘤，多位于大脑颞叶、顶叶、枕叶、额叶外侧面，早期临床症状不明显，后期主要表现为头痛，肢体活动障碍，癫痫等症状，且病情较长。若未及时治疗，肿瘤压迫损伤脑组织，产生脑水肿，甚至导致脑疝危及患者生命。因此，给予患者及时有效的治疗对改善预后有重要意义。

凸面脑膜瘤一经诊断，手术是治疗的首选方案。而手术的关键在于定位，定位会直接决定切口与骨窗大小，同时影响创伤大小。准确的定位可使用直切口与小骨窗，既可全切肿瘤，又能减少出血与损伤，并缩短手术时间。传统手术方法主要依据患者CT 与 MR 等，结合冠状缝、顶结节或大脑镰等解剖结构进行定位，对术者经验要求较高且误差偏大。目前较理想的定位方法是采用神经导航，可以术前标记肿瘤位置，设计切口，术中实时显示病灶相对空间位置，从而达到精准定位，与传统显微手术相比，神经导航下切除脑膜瘤在减少无效暴露的同时并不影响肿瘤的切除程度，并能提高患者术后生活质量。也有人采用小切口锁孔技术切除幕上病变，效果较理想。

本例患者为脑膜瘤（WHO Ⅰ级），属于良性脑膜瘤，此类脑膜瘤呈膨胀性生长，与脑组织界限清楚，大部分肿瘤可行 Simpson 0 级切除治愈。对不能行 Simpson 0 级切除的Ⅰ级脑膜瘤尽可能的行Simpson Ⅰ或Ⅱ级切除，并辅以立体定位放疗，以降低术后复发率。对于Ⅱ级和Ⅲ级脑膜瘤患者，单独采用手术治疗效果并不理想，需辅助放疗。有研究显示，对Ⅱ级和Ⅲ级脑膜瘤患者进行辅助放疗可以明显提高总生存率和无病生存期，可显著改善患者的预后。但也有研究发现，辅助放疗并未明显降低Ⅱ级脑膜瘤术后复发率。因此，手术切除辅助放疗对Ⅱ～Ⅲ级脑膜瘤的疗效仍需进一步探讨。除普通的放疗外，对Ⅱ～Ⅲ级脑膜瘤患者采用立体定向放疗也有一定的效果，但仍需相应研究进一步证明。肿瘤的化疗和分子靶向治疗近年来得到广泛关注，但其作用机制至今尚不清楚，有待进一步研究。

参考文献

[1]Apra C, Peyre M, Kalamarides M.Current treatment options for meningioma.Expert Rev Neurother, 2018, 18（3）：241-249.

[2]Yao A, Sarkiss CA, Lee J, et al.Surgical limitations in convexity meningiomas en-plaque：Is radical resection necessary.J Clin Neurosci, 2016, 27：28-33.

[3] 王一，柳琛.神经导航辅助下侧脑室三角区脑膜瘤显微外科手术治疗.中华显微外科杂志, 2016, 39（5）：484-487.

[4] 王彬彬，蔡宁，等.神经导航辅助与传统显微外科手术切除脑膜瘤的疗效比较.江苏医药, 2017, 43（22）：1643-1645.

[5] 李劲松,王汉东,杭春华,等.经小切口锁孔技术切除幕上病变的临床分析.医学研究生学报, 2014, 27（1）：42-44.

[6]Barbera S, San Miguel T, GilBensoR, et al.Genetic changes with prognostic value in histologically benign meningismas.Clin Neuropathol, 2013, 32（4）：311-317.

[7] 梁瑞金，江桂华，张玉忠，等.脑膜瘤术前影像学评估对切除程度手术并发症及预后的影响.中国实用神经疾病杂志, 2015, 8（24）：32-34.

[8]Jenkinson MD, Waqar M, Farah JO, et al.Early adjuvant radiotherapy in the treatment of atypical meningioma.J Clin Neurosci, 2016, 28：87-92.

病例 3

桥小脑角区胆脂瘤切除术

一、病例简介

一般资料：患者男性，53 岁，汉族。

主诉：左侧面部疼痛 3 年。

现病史：患者 3 年前无明显诱因出现左侧面部疼痛，呈阵发性痛，过电样，每日发作数次，每次发作数秒后缓解，吃饭及洗面诱发疼痛发作，曾就诊于当地医院门诊，给予外用药（具体不详）治疗，症状无缓解，为求进一步治疗而收入我科。

患者自发病以来，神志清楚。精神、饮食、睡眠可，大小便正常。体重较前无明显变化。

既往史：既往否认高血压、糖尿病、冠心病病史，否认肝炎、结核等传染病病史，否认外伤、手术、输血史，有对卡马西平过敏史。预防接种史不详，系统回顾无特殊。

个人史：生于原籍，久居当地，未到过疫区及牧区，否认吸烟、饮酒史，否认性病及冶游史。

家族史：家族中父母、兄弟及姐妹无同类疾病病史。家族中无结核、肝炎、性病等传染疾病。无遗传病病史可记述。

神经系统体格检查：体温 36.4℃，脉搏 100 次 / 分，呼吸 17 次 / 分，血压 138/94mmHg。神清语利，双侧瞳孔正大等圆，直径约 3.0mm，对光反射灵敏。左侧面部浅感觉麻木。颈软无抵抗，心肺腹查体未见明显异常。四肢肌张力正常，双侧肢体肌力Ⅴ级，双侧肱二、三头肌及膝腱反射正常，双侧巴氏征阴性，Kernig 征阴性。

辅助检查：

头颅 MRI（2018 年 11 月 6 日：河北医科大学第二医院）：①左侧桥小脑角区 - 环池占位：性质待定，建议 DWI ＋增强 MRI 进一步检查，必要时补充 CT 检查；②双侧额顶叶、半卵圆中心、放射冠、基底节区及右侧颞叶多发缺血灶。

二、初步诊断

1. 左侧桥小脑角区 – 环池占位性病变。
2. 继发性三叉神经痛。

三、鉴别诊断

1. 原发性三叉神经痛　表现为面部阵发性疼痛，常有扳机点。影像学检查无占位表现，核磁颅神经平扫常可见血管与三叉神经关系密切。

2. 神经鞘瘤　形态不规则，常见为听神经瘤及三叉神经鞘瘤，常以神经功能损害为首发症状，表现为听力受损、三叉神经痛等。CT 和 MRI 信号不均匀，可见囊变、坏死、出血等表现。

3. 脑膜瘤　多为半球形，以占位效应为首发症状，可压迫前庭神经、三叉神经或脑干等。CT 和 MRI 肿瘤信号较为均匀一致，多见钙化，表现为沙砾样，囊变、坏死及出血少见。

4. 蛛网膜囊肿　症状一般较轻微，影像学检查表现为脑脊液密度和信号。圆形或椭圆形，多以三叉神经刺激症状为首发症状，面听神经损害不明显，CT 密度均匀或不均匀，水样或脂肪密度多见，MRI 可见 T_1 为低或高信号，T_2 为高信号。

四、诊疗经过

术前影像（病例 3 图 1 至病例 3 图 4）：

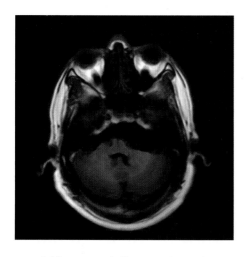

病例 3 图 1　术前 MRI 平扫 T_1 像

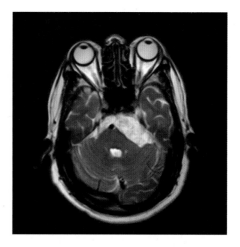

病例 3 图 2　术前 MRI 平扫 T_2 像

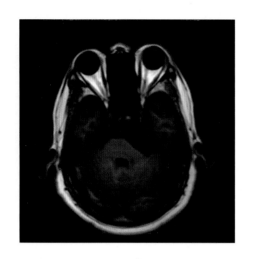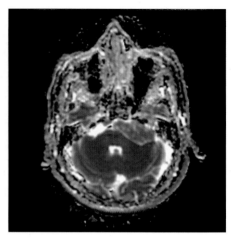

病例 3 图 3　术前 MRI 平扫 FLAIR 像　　　　病例 3 图 4　术前增强 MRI

手术经过（病例 3 图 4 至病例 3 图 8）：

1. 手术取右侧卧位，使左外耳郭处于最高点，暴露耳后区域，取左耳后乙状窦后直切口，切口上端至外耳道上缘水平，下端至颅底处。

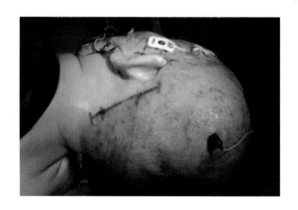

病例 3 图 5　手术切口标记

2. 切开头皮，分离枕肌至枕鳞，撑开器撑开皮瓣、肌肉，电钻钻孔，铣刀开颅，成骨窗 5cm×4cm 大小。

3. 弧形剪开硬膜翻向乙状窦，显微镜下释放左侧小脑延髓侧池脑脊液减压后向左侧 CPA 区探查。

4. 术中见肿瘤为囊实性，大小约 4.0cm×3.0cm×2.0cm，肿瘤内容珍珠白豆渣样组织，血运不丰富，质地软，肿瘤壁与周边三叉神经、面听神经血管及脑干粘连紧密，神经电生理监测及显微镜下全切肿瘤内容物、生发中心及部分肿瘤壁，可见面听神经及三叉神经保留完好、全程探查三叉神经颅内段，未见明确血管压迫。

5．生理盐水充分冲洗术野，无残留组织及活动性出血，缝合硬膜，缺损处以人工硬膜修补，还纳骨瓣，以3枚钛板连接片6枚钛钉固定骨瓣，逐层缝合枕肌及皮下。

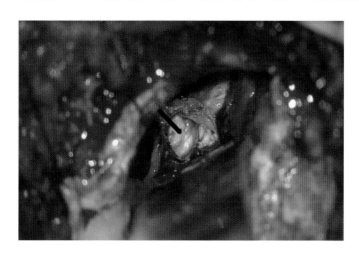

病例3图6　暴露肿瘤

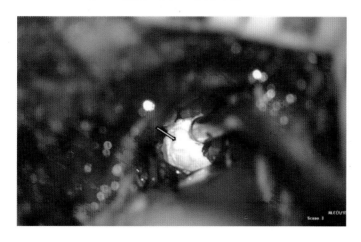

病例3图7　摘除肿瘤

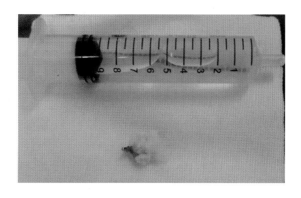

病例3图8　胆脂瘤

术后处理：术后常规给予止血、预防上消化道出血、营养神经等补液支持治疗，术后病理回报为：符合表皮样囊肿。

术后复查头颅CT（病例3图9）：

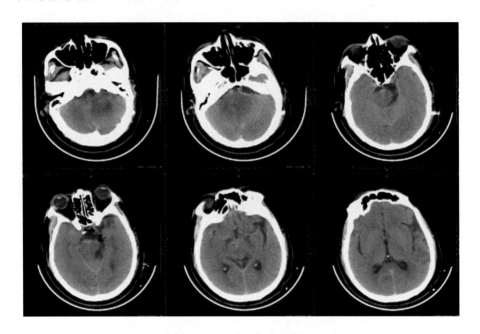

病例3图9　术后复查头颅CT

术后患者左侧面部疼痛消失，无颅神经损害表现，恢复良好出院。

五、讨论

颅内胆脂瘤，又称表皮样囊肿，珍珠瘤，是先天性发育性肿瘤样病变，占颅内肿瘤的0.2%～1.0%，其中又以桥小脑角区胆脂瘤最为多见。

桥小脑角胆脂瘤多以三叉神经痛为首发和主要症状。少数以面肌痉挛、面部感觉减退、耳鸣、耳聋起病。体征包括面部感觉减退、听力下降、共济失调、后组脑神经麻痹，后期可表现为脑桥小脑角综合征。根据其临床表现又可分为3种类型：单纯三叉神经痛型、脑桥小脑角肿瘤型、颅内压增高型。

20世纪60年代的显微神经外科时期，颅内胆脂瘤的手术病死率达到20%～57%，随着神经外科显微手术技术发展以及神经内镜手段的辅助，实际手术死亡率很低。对于桥小脑角区胆脂瘤，一般选择乙状窦后入路，显微镜下将囊肿及包膜剥除，有条件者可辅以神经内镜。胆脂瘤形状多不规则，且常与三叉神经及面、听神经关系密切，在手术中，多通过电生理监测的手段确保神经的完好，以此减少手术并发神经功能损害的并发症。除此之外，术中应特别注意保护周围脑组织，防止囊内容物流入到蛛网膜下腔引起无菌性脑炎。

参考文献

[1]Tomoaki KANO, Hayato IKOTA, Satoshi KOBAYASHI, et al. Malignanttransformation ofan intracranial large epidermoid cyst with leptomeningealcarcinomatosis:case rep. NeurolMed Chir (Tokyo),2010,50 (4): 349-353

[2]Liu Meng MD, Liu Yuguang MD, Li Feng MD, et al. Cerebellopontineangle epidermoids presenting with trigeminal neuralgia. J Clin Neurosci，2005，12 (7)：784-786

[3]刘猛，刘玉光，王宏伟，等．三叉神经痛型脑桥小脑角表皮样囊肿．中华神经外科杂志，2006，22（10）：582

[4]Chowdhury FH, Haque MR.Endoscopic assisted microsurgicalremoval ofcerebello-pontine angle and prepontineepidermoid.J Neurosci Rural Pract, 2012，3（3）：414-419

病例4

侧脑室颞角肿瘤切除术

一、病例简介

一般资料：患者男性，4岁，汉族，学龄前儿童。

主诉：头痛、头晕7天，加重2天。

现病史：患者7天前无明显诱因出现头痛，呈胀痛，以前额部为著，夜间发作，经休息可缓解，发作时无恶心、呕吐，无肢体抽搐，无大小便失禁，无发热，曾就诊于晋州同济医院，行头颅CT扫描提示"左侧侧脑室颞角占位性病变"，未予特殊治疗，遂来石家庄市第一医院进一步行头颅MRI扫描提示"左侧侧脑室颞角占位，考虑脉络从乳头状瘤可能性大"，未予特殊治疗，近2日患者头痛症状稍加重，性质同前，为求进一步诊治而来我院。

既往史：足月剖宫产，第一胎，既往体健，否认"先心病、糖尿病"等先天性病史，否认"肝炎、结核"等传染性病史，无手术及输血史，无食物药物过敏史。按时预防接种，系统回顾无特殊。

个人史：生于原籍，久居当地，未到过疫区及牧区，无不良嗜好。

家族史：家族中其父母体健，家族中其他成员无类似疾病史，无其他遗传性疾病史，无传染性疾病史。

神经系统体格检查：体温36.6℃，脉搏80次/分，呼吸19次/分，血压90/60mmHg。神清语利，双侧瞳孔正大等圆，直径约3.0mm，对光反射灵敏。颈软无抵抗，心肺腹查体未见明显异常。四肢肌张力正常，双侧肢体肌力Ⅴ级，双侧肱二、三头肌及膝腱反射正常，双侧巴氏征阴性，Kernig征阴性。

辅助检查：

头颅CT（晋州同济医院2018年7月19日）：左侧侧脑室颞角占位性病变。

头颅MRI（石家庄市第一医院2018年7月24日）：左侧侧脑室颞角占位，考虑脉络从乳头状瘤可能性大。

头颅MRS(河北医科大学第二医院2018年7月28日)：考虑左侧海马区肿瘤性病变。

胸部X线平片(河北医科大学第二医院2018年7月28日)：两肺纹理稍粗模糊。

二、初步诊断

左侧侧脑室颞角占位性病变。

三、鉴别诊断

1. 脉络丛乳头状瘤　肿瘤多发生于侧脑室内，多具有分泌脑脊液的特性，大部分患者伴有脑积水，头颅CT提示脑室明显增大，内有高密度影，增强扫描呈明显均匀强化，边缘清楚而不规则，可见病理钙化。

2. 脑膜瘤　侧脑室脑膜瘤多发生于侧脑室三角区，起于侧脑室脉络丛组织，与硬脑膜同源于胚胎期的外胚层，生长缓慢。早期神经系统损害不明显，就诊时肿瘤多已较大，患者已出现颅压高的表现。增强CT可见肿瘤与脉络丛相连，侧脑室可见扩大，肿瘤边界清楚，周围可有水肿带。

3. 室管膜瘤　侧脑室室管膜瘤起自于侧脑室壁，以侧脑室额角及体部为多见，肿瘤生长缓慢，可以长得很大而充满全部脑室，少数瘤体可经过室间孔钻入第三脑室，临床以颅压高与肿瘤压迫所产生的局灶症状为主，如肿瘤侵犯丘脑、内囊和基底节或肿瘤向脑实质侵犯时可表现为对侧偏瘫、偏侧感觉障碍和中枢性面瘫。CT提示肿瘤不均匀的等或高密度影，病变同侧脑室可因肿瘤占据和室间孔堵塞后造成脑室扩大、变形，肿瘤内可见高密度的钙化及低密度的囊变区。

四、诊疗经过

术前影像（病例4图1至病例4图8）：

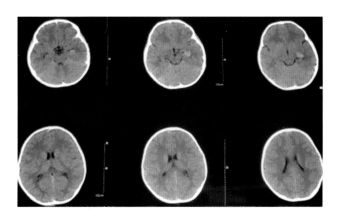

病例4图1　术前CT

左侧侧脑室颞角可见类圆形高密度影，密度均匀，CT 值约 42Hu，最大截面 1.7cm×1.3cm，周围未见水肿，脑灰白质密度正常。

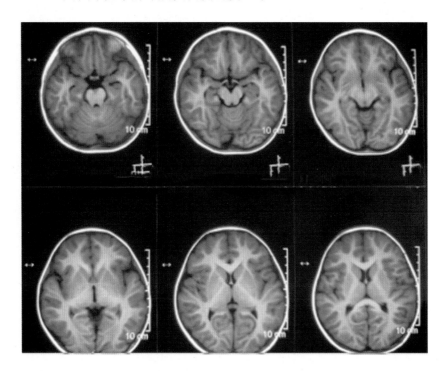

病例 4 图 2　术前 MRI 平扫 T_1 像

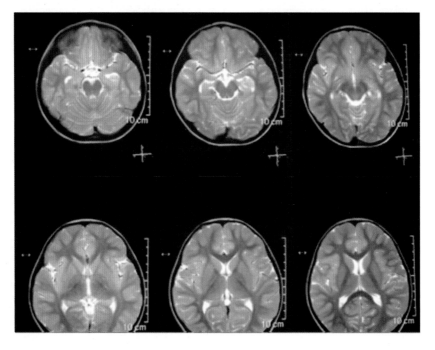

病例 4 图 3　术前 MRI 平扫 T_2 像

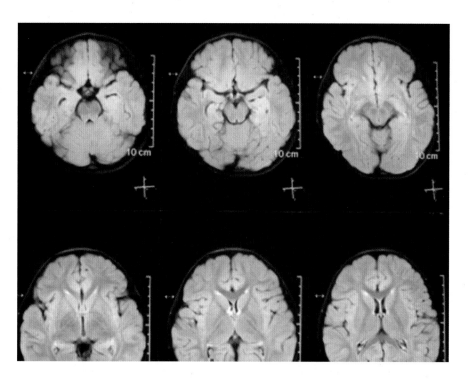

病例 4 图 4　术前 MRI 平扫 FLAI 像

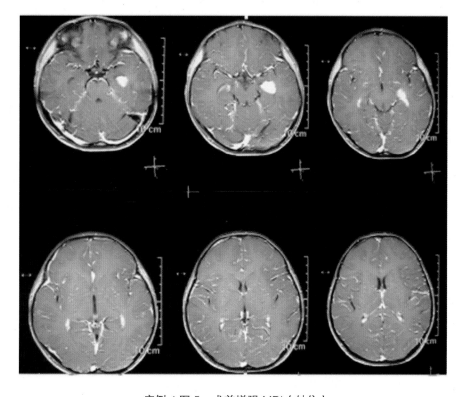

病例 4 图 5　术前增强 MRI（轴位）

25

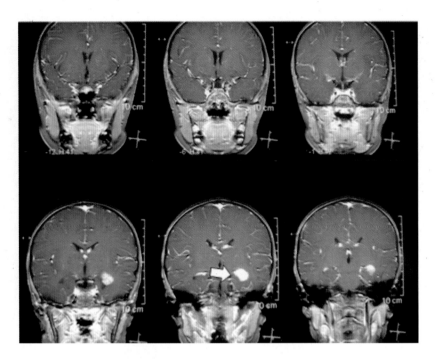

病例 4 图 6　术前增强 MRI（冠状位）

左侧侧脑室颞角可见团块状等 T_1 等 T_2 信号影，FLAIR 呈等或高信号，增强扫描病灶明显均匀强化。图 6 中箭头所示提示肿瘤与脉络丛关系密切，可能为供血动脉。

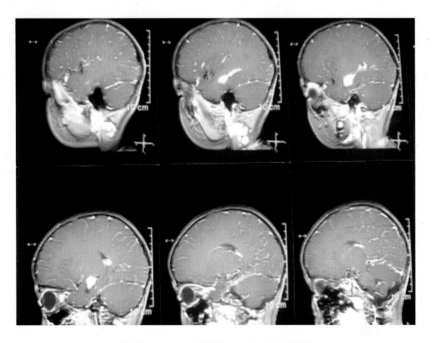

病例 4 图 7　术前增强 MRI（矢状位）

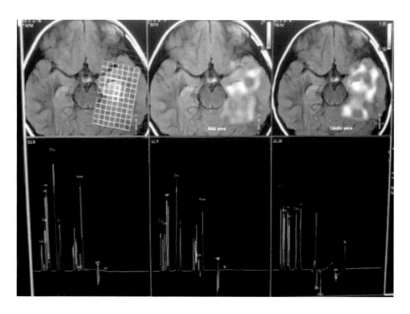

病例 4 图 8　术前 MRS

所选左侧海马区病变感兴趣区局部 Cho 峰升高，NAA 峰降低，（Cho ＋ Cr）/NAA 为 $1.19 \sim 3.73$。

手术经过（病例 4 图 9 至病例 4 图 13）：

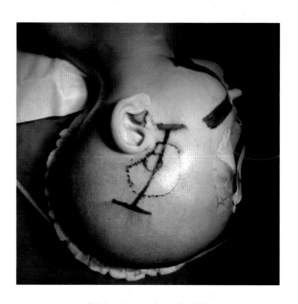

病例 4 图 9　切口与体位

手术取平卧位，头偏向右侧，使颞肌处于最高点，左颞耳前弧形切口，切口下端至颧弓水平，上端至顶结节前方。

27

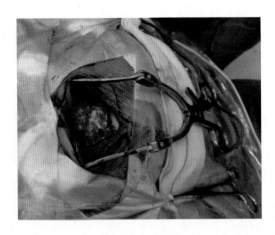

病例 4 图 10　骨窗

　　游离颞浅动脉，弧形切开颞肌，剥离颞肌并用乳突撑开器撑开，铣下直径约 4cm 骨瓣。

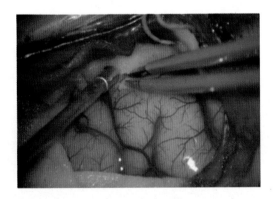

病例 4 图 11　颞中回皮层造瘘

　　应用术中超声定位，超声探及肿瘤位于颞中回皮层下约 3cm。

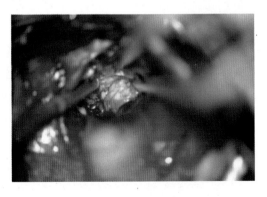

病例 4 图 12　暴露肿瘤

颞中回皮质造瘘约 1.5cm×1.5cm，深约 3cm，到达侧脑室颞角，见病变为粉红色，桑葚样，大小约 2cm×2cm×1cm，边界清楚，血供丰富，供血为脉络丛，将病变的供血脉络丛电灼剪断，将病变游离，全切。

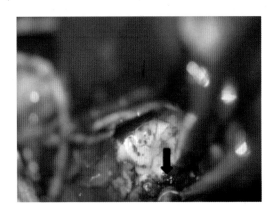

病例 4 图 13　肿瘤切除

肿瘤切除后可见侧脑室壁及残余脉络丛，图中白箭头所示为残余脉络丛，黑箭头所示为侧脑室壁。

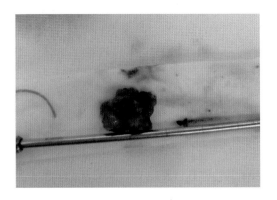

病例 4 图 14　肿瘤标本

术后 CT 见病例 4 图 15。

术后处理：术后常规给予止血、预防上消化道出血、营养神经等补液支持治疗，患者于术后第 3 天突发癫痫，持续时间约数分钟，立即给予地西泮缓慢静推，给予丙戊酸钠口服液 8ml/d，症状得以控制。术后病理回报为：脉络丛乳头状瘤，免疫组化结果：CK20（-），CK7（灶+），CKpan（-），GFAP（-），Ki-67（约2%），S-100（+），Vimentin（+），EMA（-）。

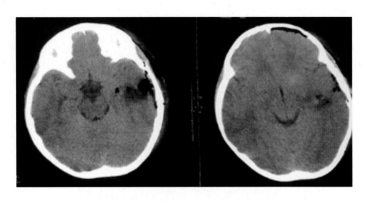

病例 4 图 15　术后 CT

五、讨论

　　侧脑室内的肿瘤发生率较低，据国内外文献报道占颅内肿瘤总数的 0.75％～2.8％。在侧脑室前部和体部者，多为室管膜瘤，在三角部、颞角和枕角区者，多为乳头状瘤或脑膜瘤。侧脑室周围、丘脑和脑室室管膜下生长的胶质瘤，也可长入脑室内。其他如上皮样囊肿或皮样囊肿等也偶可见到。侧脑室内脑膜瘤占颅内脑膜瘤的 2.5％～6.3％，以女性较多，年龄多在 30 岁左右，且好发于左侧侧脑室。室管膜瘤则以婴幼儿和学龄前儿童多见。

　　脉络丛肿瘤约占所有颅内肿瘤的 0.5％；占 1 岁以下儿童颅内肿瘤的 10％～20％。脉络丛乳头状瘤（choroid plexus papilloma，CPP）是良性的，约占这些肿瘤的 80％，而剩下的大多数是脉络丛癌（choroid plexus carcinoma，CPC）。2007 年，WHO 分类方案纳入了一种中间型肿瘤，称之为非典型脉络丛乳头状瘤。头痛是脉络丛肿瘤最常见的症状，这表明颅内压增高。由于 CSF 生成增加、CSF 流动受阻或亚临床出血阻断蛛网膜颗粒吸收脑脊液，患者可出现脑积水。对于 CPP 和 CPC，就诊时的年龄与肿瘤部位有关。侧脑室肿瘤更常见于 10 岁以下的儿童，而第四脑室肿瘤在≤50 岁的人群中均匀分布。

　　脉络丛乳头状瘤（CPP）在组织学上类似于正常脉络丛，很可能代表局部错构瘤性过度生长。它们被分类为 WHO Ⅰ 级肿瘤。在 CT 扫描上，CPP 常有钙化和对比增强；可能难以与室管膜瘤相鉴别，不过后者通常没有显著钙化。MRI 可能显示流空现象，其反映出肿瘤的血供。与实质相比，CPP 非钙化部分在 T_1 加权像上表现为低信号至等信号，而在 T_2 加权像上表现为高信号。磁共振血管成像（magnetic resonance angiography，MRA）可能会显示脉络膜动脉扩大。组织学上，CPP 包含一致的细胞群，而没有显著的细胞学异型性。生长分数（MIB-1）＜2％。大多数细胞存在顶端微绒毛和分散的纤毛，纤毛具有神经上皮细胞特征性的微管结构。非典型 CPP 与 CPP 的区别主要是有丝分裂率更高。CPP 治疗是手术切除。完全切除术后，这些肿瘤很少复发。即使次全切除的 CPP 通常也具有良性病程，不过已报道过恶变为 CPC 的病例。无需辅助放疗，但放疗可能对不能手术的复发肿瘤有用。组织学良性的肿瘤可能出现柔脑膜播散。一项纳入 353 例 CPP 患者的 meta 分析阐明了治疗的结果。接受肉眼下全切的患者 10 年生存率为 85%，相比之下接受次全切除的患者 10 年生存率为 56%。非典型 CPP 复发率更高；在一项纳入 92 例患者的病例系列研究中，CPP 患者的 5 年无事件生存率为 92%，而非典型 CPP 患者的 5 年无事件生存率为 83%。

参考文献

[1] 段国升. 神经外科手术学. 北京：人民军医出版社，2008.

[2]Louis DN, Ohgaki H, Wiestler OD, et al. The 2007 WHO classification of tumours of the central nervous system. Acta Neuropathol, 2007, 114：97.

[3]Koeller KK, Sandberg GD, Armed Forces Institute of Pathology. From the archives of the AFIP. Cerebral intraventricular neoplasms：radiologic-pathologic correlation. Radiographics, 2002, 22（6）：1473-1505.

[4]Quinones-Hinojosa A, Jun P, Jumper J, et al. Choroid Plexus Tumors. In：Textbook of Neuro-oncology, Berger MS, Prados MD（Eds）, Elsevier Saunders, Philadelphia, 2005, 199.

[5]Niikawa S, Ito T, Murakawa T, et al. Recurrence of choroid plexus papilloma with malignant transformation-case report and lectin histochemistry study. Neurol Med Chir（Tokyo）, 1993, 33：32.

[6]McEvoy AW, Galloway M, Revesz T, et al. Metastatic choroid plexus papilloma：a case report. J Neurooncol, 2002, 56：241.

[7]Wolff JE, Sajedi M, Brant R, et al. Choroid plexus tumours. Br J Cancer, 2002, 87：1086

[8]Wrede B, Hasselblatt M, Peters O, et al. Atypical choroid plexus papilloma：clinical experience in the CPT-SIOP-2000 study. J Neurooncol, 2009, 95（3）：383.

病例 5

大脑半球神经胶质瘤切除术

一、病例简介

一般资料：患者女性，55 岁，汉族。

主诉：头痛 10 天。

现病史：患者缘于 10 天前无明显诱因出现头痛，为前额部胀痛，间断性发作，无意识障碍，无头晕，无肢体无力，无大小便失禁，就诊于当地医院，查头颅 CT（大名县医院 2018 年 12 月 7 日）示：右颞叶占位性病变。未予治疗，现为求进一步诊治而来我院。患者自发病以来精神可，饮食及睡眠可，二便正常，体重无明显变化。

既往史：否认"高血压、冠心病、糖尿病"等病史，否认"肝炎、结核"等传染病病史。无手术、外伤及输血史，无食物药物过敏史。按时预防接种，系统回顾无特殊。

个人史：生于原籍，久居当地，未到过疫区及牧区，无不良嗜好。

家族史：家族中其父母体健，家族中其他成员无类似疾病史，无其他遗传性疾病史，无传染性疾病史。

神经系统体格检查：体温 36.1℃，脉搏 75 次 / 分，呼吸 19 次 / 分，血压 131/89mmHg。神清语利，双侧瞳孔正大等圆，直径约 3.0mm,对光反射灵敏。颈软无抵抗，心肺腹查体未见明显异常。四肢肌张力正常，双侧肢体肌力 V 级，双侧肱二、三头肌及膝腱反射正常，双侧巴氏征阴性，Kernig 征阴性。

辅助检查：

头颅 CT（大名县医院 2018 年 12 月 7 日）示：右颞叶占位性病变。

二、初步诊断

右颞叶占位性病变。

三、鉴别诊断

1.胶质瘤　缓慢起病或突发起病,可表现为头痛、恶心呕吐或抽搐发作,意识不清,耳鸣,视力下降,肢体无力等症状,头颅 CT:表现为颅内低密度,MRI 表现为 T_1 低信号,T_2 高信号,边界不清,信号不均,坏死区较大,增强扫描呈不规则强化,瘤周水肿明显。

2.转移瘤　一般位于灰白质交界处,MRI 表现为 T_1 低信号,T_2 高信号,常有多发,且较小病灶内常有坏死,增强后呈结节状或环形强化,瘤周水肿明显,同时常有原发肿瘤病史。

3.脑膜瘤　多位于脑表面邻近脑膜部位,类圆形,边界清晰,增强后可见脑膜尾征。

四、诊疗经过

术前影像(病例 5 图 1 至病例 5 图 8):

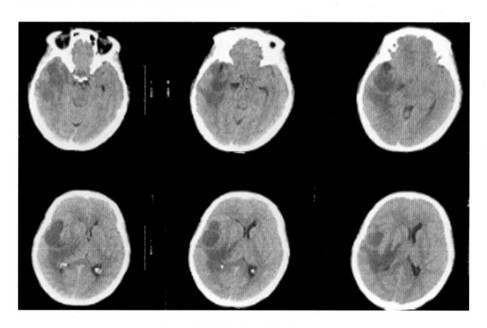

病例 5 图 1　术前 CT

肿瘤表现为低密度。

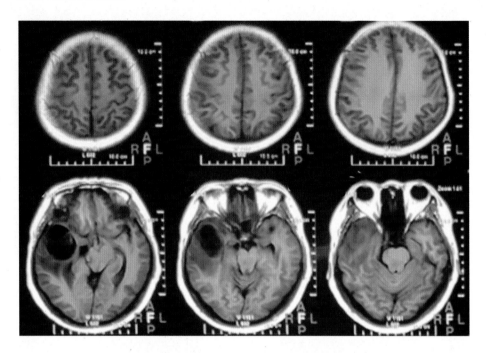

病例 5 图 2　术前 MRI 平扫 T₁ 像

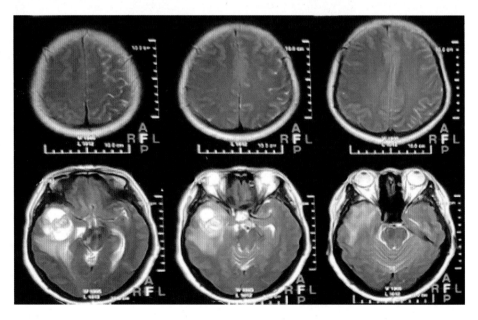

病例 5 图 3　术前 MRI 平扫 T₂ 像

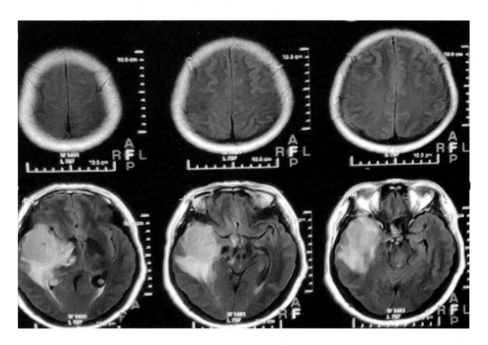

病例 5 图 4　术前 MRI 平扫 FLAIR 像

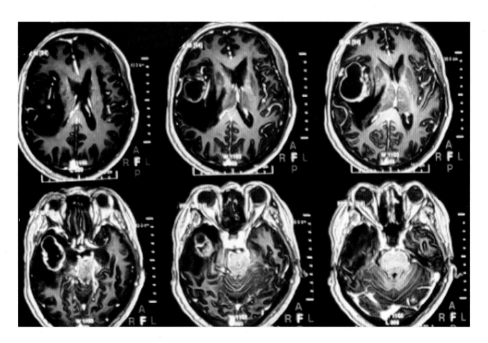

病例 5 图 5　术前增强 MRI（轴位）

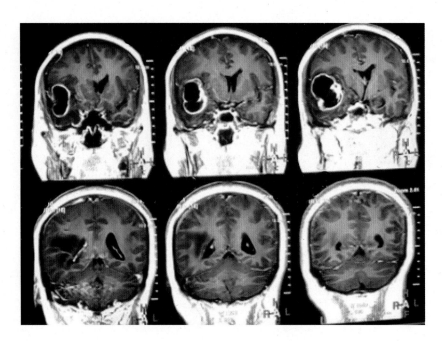

病例 5 图 6　术前增强 MRI（冠状位）

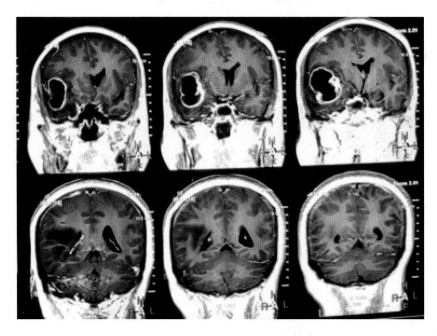

病例 5 图 7　术前增强 MRI（冠状位）

　　右侧颞叶可见团块状囊实性异常信号，T_1 呈等 / 低信号，T_2 呈高信号，FLAIR 呈高信号，周围见大片状水肿信号，增强扫描囊壁及实性成分呈环状明显强化，囊壁厚薄不均，可见壁结节。

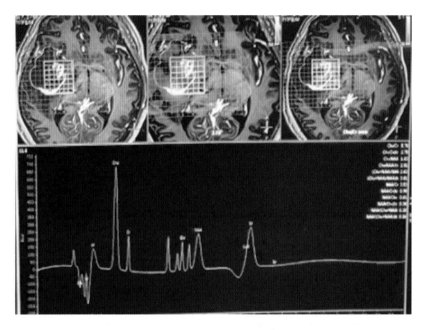

病例 5 图 8　术前 MRS

所选右侧颞叶病变感兴趣区 Cho 峰升高，NAA 峰降低，Cho/NAA 为 0.93 ～ 3.71，局部区域可见较大倒置双 Lac 峰及高大 lip 峰。

手术经过（病例 5 图 9 至病例 5 图 13）：

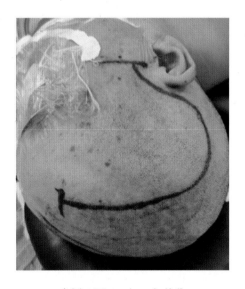

病例 5 图 9　切口与体位

手术取平卧位，头偏向左侧，使颞肌处于最高点，右侧扩大翼点入路。

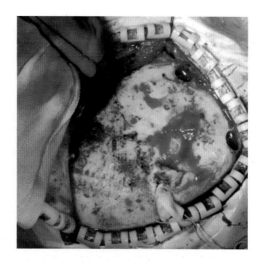

病例 5 图 10　骨窗

肌皮瓣成型，翻开皮瓣，钻孔。

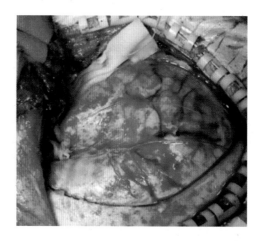

病例 5 图 11　铣刀铣下骨瓣，四周悬吊硬脑膜，见脑组织张力较高

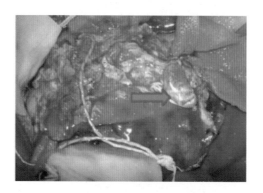

病例 5 图 12　暴露肿瘤

皮层下约 1.0cm 可见肿瘤组织灰红色，质韧，囊性变，囊液呈黄褐色，肿瘤与脑组织边界不清，血供丰富，大小约 4.0cm×5.0cm×5.0cm，予以全切。

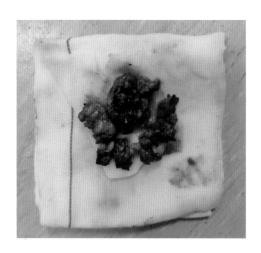

病例 5 图 13　肿瘤标本

术后 CT（病例 5 图 13）：

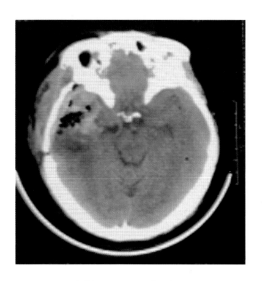

病例 5 图 14　术后 CT

术后处理：术后常规给予止血、补液及营养神经药物等支持治疗。术后病理回报为：胶质母细胞瘤（WHO Ⅳ级）。免疫组化结果：CD3（血管 +），EMA（-），GFAP（部分 +），Ki-67（+60%），NeuN（-），P53（+），S-100（-），Syn（部分 +），INI1（+），Oligo-2（-），BRAFV600E 基因突变检测结果：未检测到突变。

五、讨论

胶质瘤是一种颅内最常见的神经上皮肿瘤,其发病率高,恶性程度较高,治疗复杂且预后较差,严重威胁着人类健康,其中成年人多形性胶质母细胞瘤(glioblastoma multiforme,GBM)中位发病年龄约为 65 岁,中位生存期仅为 14 个多月,5 年病死率在全身肿瘤中仅次于胰腺癌和肺癌,位列第 3 位。

胶质瘤的发病机制尚不明确,肿瘤增生/凋亡理论认为肿瘤的发生是由于细胞增生与细胞凋亡失衡所致,细胞内的抗凋亡基因过表达导致细胞凋亡减少,细胞发生恶性增生,进而诱导肿瘤的发生。有部分研究报道存在家族遗传的倾向。头部外伤,放射线、化学物质等均可使胶质瘤的患病率增加。目前认为分子遗传因素在胶质瘤形成中发挥着重要的作用。目前有充分的证据表明,组织特征相同或相似的胶质瘤可以具有不同的分子遗传学背景,导致个体间预后显著的差异。2016 年 WHO 提出了关于 CNS 肿瘤最新分子分型的分类。

临床上多数患者起病缓慢隐匿、临床表现复杂多样,早期缺乏特征性的临床表现,可伴有头痛、视盘水肿、不同程度神经功能缺失等症状。CT 通常表现为低密度,边界不清,恶性胶质瘤伴有出血时或钙化时呈特异性高密度。CT 增强扫描有不同程度强化,低级别胶质瘤通常无或轻度强化。MRI 平扫 T_1 为等信号或低信号,T_2 为不均匀高信号,恶性程度较高的胶质瘤,往往伴有出血、坏死或囊变,瘤周水肿及明显占位效应。MRI 增强后恶性胶质瘤呈不规则结节状或花环状强化,低级别胶质瘤多无强化或轻微斑片状强化,少数恶性胶质瘤可无明显强化。

目前,外科手术是脑胶质瘤临床治疗中的主要方法,最大范围地安全手术切除肿瘤病灶可以有效地延长恶性肿瘤患者的生存预期,极大地提高患者的生命质量。术中可以应用神经导航系统进行动态跟踪指示靶点,对胶质瘤病灶进行高精确定位,提高了手术的精准度。此外,还可以应用荧光引导切除胶质瘤,确定肿瘤位置、边界,更加完整切除肿瘤。替莫唑胺是胶质瘤临床常规使用的一线化疗药物,可以有效地通过血脑屏障,发挥细胞毒性作用,杀死肿瘤细胞。随着放射设备和技术的快速发展,放疗也已成为国内外治疗胶质瘤的主要手段之一。但对于高级别胶质瘤,即使采取手术+放化疗等手段,预后也不容乐观。随着基因疗法、干细胞疗法等新型治疗方式的不断探索,未来精准治疗会成为胶质瘤的主要治疗手段。

参考文献

[1]Kong X, Wang Y, Liu S, et al. Brain stem and entire spinal

leptomeningeal dissemination of supratentorial glioblastoma multiforme in a patient during postoperative radiochemotherapy：case Report and Review of the Literatures. Medicine（Baltimore），2015，94（24）：e962

[2]Madany M，Thomas TM，Edwards L，et al. Immunobiology and immunotherapeutic targeting of glioma stem cells.Adv Exp Med Biol，2015，853：139-166

[3]Masui K，Mischel PS，Reifenberger G. Molecular classification of gliomas.Handb Clin Neurol，2016，134：97-120

[4]杨学军. 脑胶质瘤外科手术的进步. 中国现代神经疾病杂志，2012，12（6）：635-637

[5]Liu N，Hu G，Wang H，et al. PLK1 inhibitor facilitates the suppressing effect of temozolomide on human brainglioma stem cells.J Cell Mol Med，2018，22（11）：5300-5310

[6]Wu J，Kim C，Bai HX，et al. Comparison of radiation therapy alone and chemotherapy alone for low-grade gliomas without surgical resection. World Neuro Surg，2019，122：e108-e120

病例 6

大脑镰旁脑膜瘤切除术

一、病例简介

一般资料：患者女性，50 岁，汉族。

主诉：头痛 12 天。

现病史：患者缘于 12 天前无明显诱因出现头痛，呈间断性胀痛，就诊于当地医院，查头颅 CT（赞皇县医院 2018 年 9 月 26 日）示：左额大脑镰旁占位，建议 MRI 增强扫描。现为求进一步诊治而来我院，遂以"左额大脑镰旁脑膜瘤"收入我科。

既往史：否认"高血压、冠心病、糖尿病"等病史，否认"肝炎、结核"等传染病病史，否认外伤、手术及输血史，否认食物及药物过敏史，预防接种史不详，系统回顾无特殊。

个人史：生于原籍，久居当地，未到过疫区及牧区，无不良嗜好。

家族史：家族中其父母体健，家族中其他成员无类似疾病史，无其他遗传性疾病史，无传染性疾病史。

神经系统体格检查：体温 36.3℃，脉搏 99 次 / 分，呼吸 20 次 / 分，血压 129/80mmHg。神清语利，双侧瞳孔正大等圆，直径约 3.0mm，对光反射灵敏。颈软无抵抗，心肺腹查体未见明显异常。四肢肌张力正常，双侧肢体肌力 V 级，双侧肱二、三头肌及膝腱反射正常，双侧巴氏征阴性，Kernig 征阴性。

辅助检查：头颅 CT（赞皇县医院 2018 年 9 月 26 日）示：左额大脑镰旁占位，建议 MRI 增强扫描。

二、初步诊断

左额镰旁脑膜瘤。

三、鉴别诊断

1. **血管外皮细胞瘤** 又称为血管母细胞脑膜瘤，它比脑膜瘤罕见，与脑膜瘤类似经常沿硬脑膜生长。然而，血管外皮细胞瘤往往缺乏一些脑膜瘤出现的钙化，同时脑膜瘤常发生的邻近骨骨质增生，而血管外皮细胞瘤无此表现。此外，血管外皮细胞瘤的血管往往比脑膜瘤更丰富（影像学可证实）。

2. **转移瘤** 与脑膜瘤相比，其强化较为不均匀，且边缘不规整，肿瘤常浸润脑组织。

四、诊疗经过

术前影像（病例 6 图 1 至病例 6 图 7）：

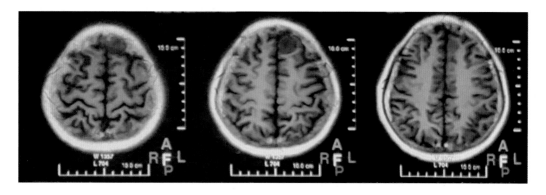

病例 6 图 1 术前 MRI 平扫 T_1 像

注：病变大小约 1.9cm×2.0m，呈低信号。

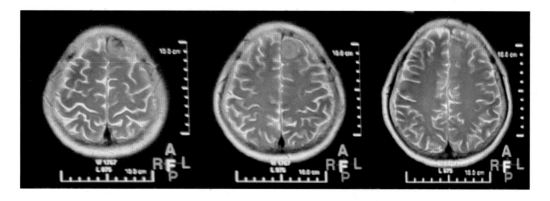

病例 6 图 2 术前 MRI 平扫 T_2 像

注：病变呈稍高信号。

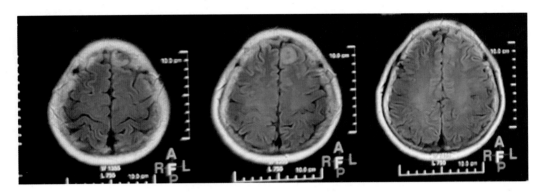

病例6图3　术前MRI平扫FLAIR像

注：病变呈高信号。

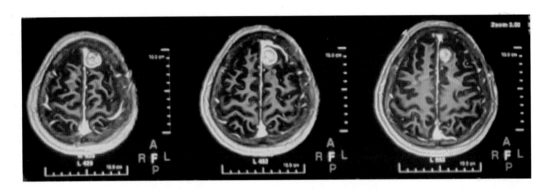

病例6图4　术前增强MRI（轴位）

注：病变呈不均匀强化。

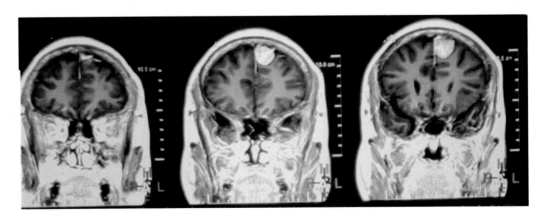

病例6图5　术前增强MRI（冠状位）

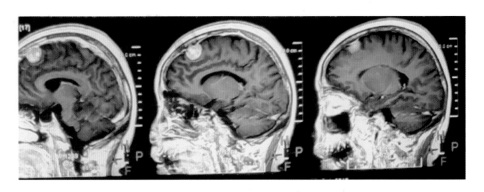

病例 6 图 6　术前增强 MRI（矢状位）

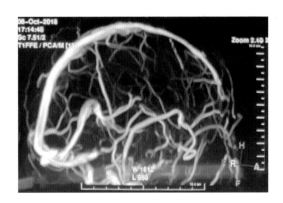

病例 6 图 7　术前 MRV

手术经过（病例 6 图 8 至病例 6 图 12）：

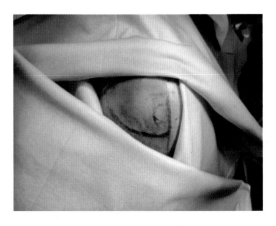

病例 6 图 8　切口与体位
注：手术取平卧位，头稍高位，左额马蹄形切口，长约 15cm。

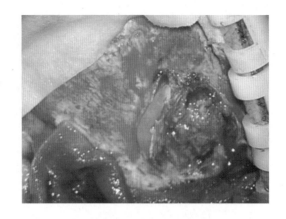

病例 6 图 9　弧形剪开硬膜

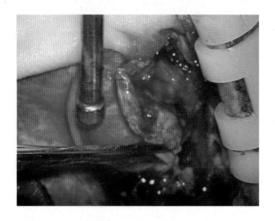

病例 6 图 10　暴露肿瘤

可见肿瘤色泽灰白，质地较韧，血供不丰富，大小约 1.9cm×2.0cm×2.5cm，与矢状窦关系密切，肿瘤基底起自于大脑镰，部分肿瘤侵入矢状窦。

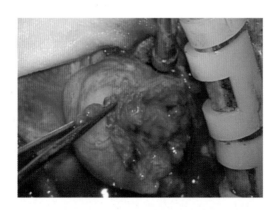

病例 6 图 11　肿瘤切除

显微镜下先电凝离断基底，细致分离肿瘤边界，妥善保护好矢状窦及引流静脉，全切肿瘤（病例 6 图 12）。

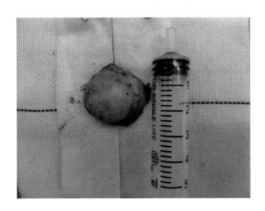

病例 6 图 12　肿瘤标本

术后 CT 见病例 6 图 13 所示。

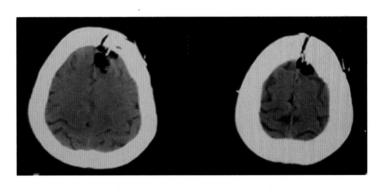

病例 6 图 13　术后 CT

术后处理：术后常规给予止血、预防上消化道出血、营养神经等补液支持治疗。术后病理回报：脑膜瘤（WHO Ⅰ级）。

五、讨论

脑膜瘤（meningioma）是颅内常见的原发性肿瘤，其发病率在颅内肿瘤中仅次于胶质瘤，占 19.2%～30.0%，其生长较缓慢，病程较长，脑膜瘤被认为大部分来自蛛网膜细胞，可以发生在任何含有蛛网膜成分的地方；女性发病略多于男性；最常见发病部位为矢状窦旁、鞍结节、大脑凸面和蝶骨嵴等。

脑膜瘤早期常无明显临床症状，若出现头痛、呕吐、视盘水肿的颅高压症状时，常提示肿瘤体积较大或生长迅速，瘤周出现反应性血管源性水肿。因肿瘤对脑组织或颅神经的压迫部位表现为不同的局灶症状，有一定的定位诊断意义。前颅底脑膜瘤可出现嗅觉障碍或精神症状等；海绵窦脑膜瘤可出现眼球运动障碍或面部感觉异常；有些出现局部颅骨呈骨瘤样增生；巨大脑膜瘤可出现突发头痛、呕吐、昏迷、瞳孔改变等脑疝危象。

世界卫生组织将脑膜瘤分为良性脑膜瘤（Ⅰ级）、非典型脑膜瘤（Ⅱ级）和恶性脑膜瘤（Ⅲ级）。脑膜瘤多为良性（WHO Ⅰ级），仅2%～10%的脑膜瘤具有恶性肿瘤的生长特征。目前诊断脑膜瘤的主要影像学手段仍然是CT和MRI。多数脑膜瘤具有典型的影像学表现，诊断并不困难。普通CT下肿瘤呈球形、半球形，高密度或稍高密度、等密度（约占25%），宽基底附于硬脑膜表面，边缘清晰；肿瘤相邻部位颅骨骨质反应性增生、破坏或侵蚀（占15%～20%）。CT增强扫描下呈现中等以上的增强，增强后肿瘤的边缘更清晰。MRI下肿瘤与颅骨或大脑镰存在依附关系，脑外肿瘤具有假包膜征象，硬膜尾征（约占70%），脑白质挤压征。局部骨质异常，MRI T_2 加权像往往呈低信号，异常对比增强。CT和MRI对脑膜瘤显示都有很好的效果。CT对密度的分辨率较高，对于钙化及骨结构的显示优于MRI。MRI比CT更能清楚地显示肿瘤与脑膜的关系、与脑组织间的界面及神经血管的包绕情况。

Ⅰ级脑膜瘤常呈膨胀性生长，与脑组织界限清楚，大部分肿瘤可行Simpson 0级切除治愈。对不能行Simpson 0级切除的Ⅰ级脑膜瘤尽可能的行Simpson Ⅰ或Ⅱ级切除，并辅以立体定位放疗，以降低术后复发率。对于Ⅱ级和Ⅲ级脑膜瘤患者，单独采用手术治疗效果并不理想，需辅助放疗。有研究显示，对Ⅱ级和Ⅲ级脑膜瘤患者进行辅助放疗可以明显提高总生存率和无病生存期，可显著改善患者的预后。但也有研究发现，辅助放疗并未明显降低Ⅱ级脑膜瘤术后复发率。因此，手术切除辅助放疗对Ⅱ～Ⅲ级脑膜瘤的疗效仍需进一步探讨。除普通的放疗外，对Ⅱ～Ⅲ级脑膜瘤患者采用立体定向放疗也有一定的效果，但仍需相应研究进一步证明。肿瘤的化疗和分子靶向治疗近年来得到广泛关注，但其作用机制至今尚不清楚，有待进一步研究。

参考文献

[1]Chamberlain MC, Glantz MJ, Fadul CE.Recurrent meningioma：salvage therapy with long-acting somatostatinanalogue.Neurology, 2007, 69（10）：969-973.

[2]PaldorI, Awad M, Sufao YZ, et al.Review of controversies in management of non-benign meningioma.J Clin Neurosci, 2016, 31：37-46.

［3］Buttrick S，Shah A H，Komotar RJ，et al.Management of atypical and anaplastic meningiomas.Neurosurg Clin N Am，2016，27（2）：239-247.

［4］Gasparetto EL，Leite CC，Lucato LT，et al.Intracranial meningiomas：magnetic resonance imaging findings in 78 case.Arq Neuropsiquiatr，2007，65（3）：610-614.

［5］Barbera S，San Miguel T，Gil Benso R，et al.Genetic changes with prognostic value in histologically benign meningismas.Clin Neuropathol，2013，32（4）：311-317.

［6］梁瑞金，江桂华，张玉忠，等.脑膜瘤术前影像学评估对切除程度手术并发症及预后的影响.中国实用神经疾病杂志，2015，8（24）：32-34.

［7］Jenkinson MD，Waqar M，Farah JO，et al.Early adjuvant radiotherapy in the treatment of atypical meningioma.J Clin Neurosci，2016，28：87-92.

脊髓髓内室管膜瘤切除术

一、病例简介

一般资料：患者女性，35 岁，汉族。

主诉：进行性双下肢麻木 5 天。

现病史：患者于 5 天前情绪激动后出现肢体麻木，初仅为双膝以下肢体麻木感，症状进行性加重，并由肢体远端向近端发展，病后第 3 天发展至腹股沟以下麻木，自觉进展至腰部，无呼吸困难，无发热、无二便障碍，无肌肉疼痛，无口角歪斜、饮水呛咳，无心悸、头痛、头晕等，就诊于我院，行头颅 CT 未见明显异常。1 天前自觉蔓延至剑突以下肢体麻木，为求诊治而入我院。

既往史：否认糖尿病、高血压、冠心病病史，否认肝炎、结核病史及密切接触史，否认手术、外伤及输血史，否认食物及药物过敏史，预防接种史不详。系统回顾无特殊。

个人史：生于原籍，久居当地，未到过疫区及牧区，无不良嗜好。

家族史：家族中其父母体健，家族中其他成员无类似疾病史，无其他遗传性疾病史，无传染性疾病史。

神经系统体格检查：体温 36.6℃，脉搏 75 次 / 分，呼吸 17 次 / 分，血压 112/57mmHg。神清，语利，双瞳孔正大等圆，直径 3.0mm，对光反应灵敏，眼球向各方向活动自如，无复视及眼震，双侧额纹对称，双眼睑闭合有力，双侧鼻唇沟对称，示齿口角无偏斜，伸舌居中，无舌肌萎缩及纤颤，双侧颞肌咬肌无萎缩，咀嚼有力。双侧软腭上抬有力，软腭居中，咽反射存在。转头耸肩有力，四肢肌力 Ⅴ 级，四肢肌张力正常，四肢腱反射（+++），双侧病理征未引出，脐平面以下浅感觉减退，双侧深感觉正常，共济查体未见明显异常，脑膜刺激征（−）。

辅助检查：

颅脑 CT（河北医科大学第二医院急诊 2018 年 10 月 5 日）：未见明显异常。

心电图（河北医科大学第二医院急诊 2018 年 10 月 5 日）：窦性心律不齐，大致正常心电图。

二、初步诊断

脊髓病变（性质待定）。

三、鉴别诊断

吉兰巴雷综合征：表现为四肢对称性麻木、无力，腱反射减弱，双侧病理征阴性，一般无感觉平面，查四肢肌电图、腰穿可协助诊治。

四、诊疗经过

入院后查颈＋胸部 MRI：$L_{4\sim7}$ 椎体骨质增生；$L_{4\sim7}$ 椎间盘变性；$L_{4\sim7}$ 椎间盘向后突出；$L_{5\sim6}$ 椎体水平脊髓病变，建议增强 MRI 检查；T_{12} 椎体小血管瘤。颈椎核磁强化回报：$C_{5\sim6}$ 椎体水平脊髓内一结节样明显强化，请结合临床定性。

修正诊断：$C_{5\sim6}$ 椎体水平髓内占位性病变。

术前影像（病例 7 图 1 至病例 7 图 6）：

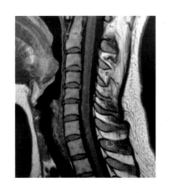 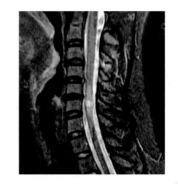

病例 7 图 1　术前 MRI 平扫 T_1 像　　病例 7 图 2　术前 MRI 平扫 T_2 像

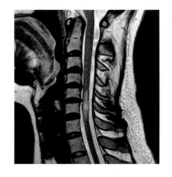

病例 7 图 3　术前 MRI 平扫 FLAIR 像

注：$C_{5\sim6}$ 椎体水平脊髓内可见片状等 T_1/ 稍低信号 T_2 稍高信号影，压脂序列呈高信号影。

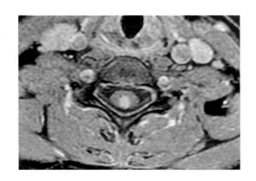

病例 7 图 4　术前增强 MRI（轴位）

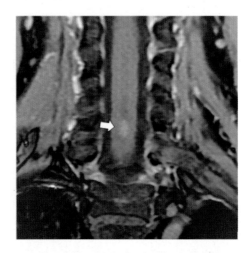

病例 7 图 5　术前增强 MRI（冠状位）

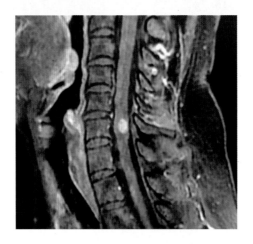

病例 7 图 6　术前增强 MRI（矢状位）

手术经过（病例 7 图 7 至病例 7 图 11）：

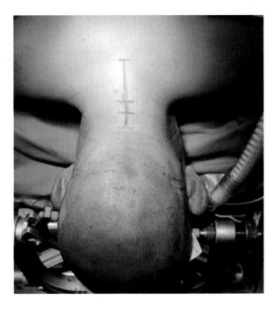

病例 7 图 7　切口与体位

患者取俯卧位，标记 C_6 棘突体表投影为中心，长度约 9cm。

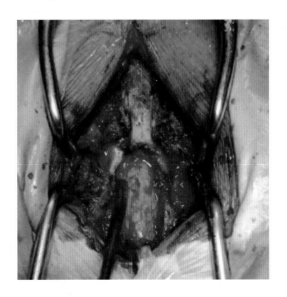

病例 7 图 8　切开皮肤及皮下，分离双侧 C_6 棘突旁肌肉暴露 C_6 椎板，
应用超声骨刀切开 C_6 椎板并连同棘突取下

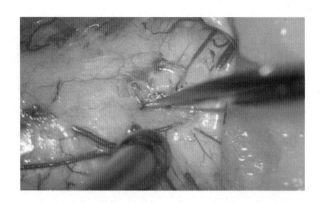

病例 7 图 9　切开硬脊膜并悬吊，沿后正中沟切开软脊膜、脊髓

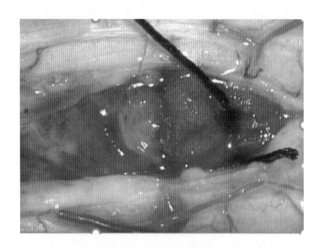

病例 7 图 10　暴露肿瘤

注：于髓内可见肿瘤，灰红色，血供中等，质地软，与脊髓边界欠清，仔细分离，给予全切。

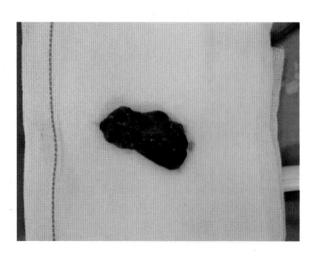

病例 7 图 11　肿瘤标本

术后 MRI 见病例 7 图 12 所示。

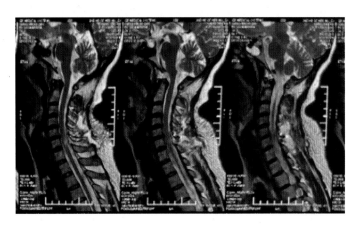

病例 7 图 12　术后 MRI

术后处理：术后常规给予止血、预防上消化道出血、营养神经等补液支持治疗。术后病理回报为：室管膜瘤（WHO Ⅱ级）。免疫组化结果显示：CD34（-），EMA（核旁点 +），GFAP（+），PR（散 +），S-100（+），Syn（-），Vimentin（+），Ki-67（+%）。

五、讨论

室管膜瘤属于神经上皮性肿瘤，起源于脑室表面室管膜上皮细胞，其中 90% 发生在颅内，多位于后颅窝，尤其是在第四脑室的底壁，10% 发生在脊髓。男性略多于女性，年发病率约为 2/100 万。

2016 年 WHO 把室管膜肿瘤分为以下五类：①黏液乳头状室管膜瘤（WHO Ⅰ级）；②室管膜下瘤（WHO Ⅰ级）；③室管膜瘤（WHO Ⅱ级）；④间变性室管膜瘤（WHO Ⅲ级）；⑤室管膜瘤，RELA 融合 - 阳性（WHO Ⅱ或Ⅲ级）。按组织学不同室管膜瘤又分为 3 种类型：乳头状型、透明细胞型、伸长细胞型。脊髓室管膜瘤 CT 可显示肿瘤外周至中心脊髓逐渐增粗，MRI 显示 T_1 加权信号较邻近正常脊髓信号低，T_2 加权像信号较高，增强后边界轮廓清楚，为脊髓室管膜瘤的典型表现。脊髓室管膜瘤的临床症状缺乏特异性，可出现肢体疼痛、感觉障碍、肢体无力或尿失禁等。室管膜瘤可通过脑脊液播散，这也是其预后差的主要原因。

手术切除是脊髓室管膜瘤的首选治疗方式。手术的原则是尽可能完全切除。据报道，脊髓室管膜瘤手术后 79% 的患者神经功能得以保持和改善。髓内肿瘤切除范围与预后关系密切，在缓解脊髓压迫症状、改善脊髓功能的前提下全切髓内肿瘤，可降低复发率。文献报道，肿瘤全切复发率不到 10%，次全切复发率在 50%～70%。对于髓内室管膜瘤，有研究表明无论是否全切，术后放疗均可提高患者的生存率、降低复发风险。室管膜瘤对化疗不敏感，而且缺乏大样本数据，目前没有公认的标准化疗方案。

参考文献

[1]Ben Ammar CN, Kochbati L, Frikha H, et al.Primitive intracranial ependymomas.Salah-Azaiz institute experience.Cancer Radiother, 2004, 8（2）：75-80.

[2]Louis DN, Ohgaki H, Wiestler OD, et al. WHO classification and grading of tumours of the central nervous system. IARC Press；International Agency for Research on Cancer, Lyon, 2016.

[3]Sun B, Wang C, Wang J, et al.MRI features of intramedullary spinal cord ependymomas, J Neuroimaging, 2003, 13（4）：346-351.

[4]Saito R, Kumabe T, Kanamori M, et al.Dissemination limits the survival of patients with anaplastic ependymoma after extensive surgical resection, meticulous follow up, and intensive treatment for recurrence. Neurosurg Rev, 2010, 33（2）：185-191.

[5]Gavin Quigley D, Farooqi N, Pigott TJ, et al, Outcome predictors in the management of spinal cord ependymoma.Eur Spine J, 2007, 16（3）：399-404.

[6]Oh MC, Ivan ME, Sun MZ, et al.Adjuvant radiotherapy delays recurrence following subtotal resection of spinal cord ependymomas. NeuroOncol, 2013, 15（2）：208-215.

病例 8

立体定向脑内病变活检术

一、病例简介

一般资料：患者女性，62 岁，汉族，农民。

主诉：左侧肢体肌力下降 1 个月。

现病史：患者缘于 1 个月前无明显诱因出现左侧肢体肌力下降，左手中指、无名指屈曲不能伸展，无明显肢体抽动，无头痛、头晕，无明显恶心、呕吐，无视物模糊，无发热，无意识障碍，遂就诊于冀州县医院，给予输液治疗（具体不详），上述症状较前加重，遂就诊于衡水市某医院，查头颅 MRI（2019 年 12 月 3 日）示：右顶叶病变，考虑血管源性？给予输液保守治疗（具体不详），于 5 天前症状加重，为求进一步诊治而来我院。

既往史：高血压病病史 2 年，最高可达 180/130mmHg，平时口服药物治疗，具体不详，血压控制可。否认糖尿病、冠心病病史，否认肝炎、结核等传染病病史，否认手术、外伤及输血史，否认食物及药物过敏史。预防接种史不详，系统回顾无特殊。

个人史：生于原籍，久居当地，未到过疫区及牧区，否认吸烟、饮酒不良嗜好，否认性病冶游史。

家族史：父母健在，家族中无传染病史，无家族遗传病病史，无类似疾病病史。

神经系统体格检查：体温 37.0 ℃，脉搏 68 次 / 分，呼吸 17 次 / 分，血压 135/85mmHg。神清语利，双侧瞳孔圆，直径约 3.0mm，对光反射灵敏。颈软无抵抗，心肺腹未见明显异常。四肢肌张力正常，左手指呈握拳状，不能自主伸展，左手腕伸屈无力，右侧肢体肌力Ⅴ级，左上肢肌力Ⅲ级，左下肢肌力Ⅳ级，双侧肱二、三头肌及膝腱反射正常，双侧巴氏征阴性，Kernig 征阴性。

辅助检查：

头颅 MRI（河北医科大学第二医院 2019 年 12 月 13 日）示：①右侧额顶叶占位性病

变：考虑恶性肿瘤，高级别胶质瘤可能性大；②右侧额窦、双侧筛窦及上颌窦炎症；左侧上颌窦黏膜下囊肿。

头颅 CTA（河北医科大学第二医院 2019 年 12 月 13 日）示：①颅脑动脉 CTA 未见明确异常；②右侧额顶叶占位性病变，考虑恶性肿瘤，高级别胶质瘤可能性大。

二、初步诊断

1．右侧额顶叶占位性病变。

2．高血压 3 级 很高危。

三、鉴别诊断

1．转移瘤 患者多有颅外肿瘤病史，病灶常为多灶性，CT 示肿瘤多近皮质，肿瘤小而水肿重。

2．脑血管意外 患者年龄较大，多有高血压病史，CT 可见出血灶而水肿相对较轻。

3．脑脓肿 患者有感染病史，多有脑膜刺激征，CT 表现为低密度影周围呈环形增强。

四、诊疗经过

术前影像（病例 8 图 1、病例 8 图 2）：

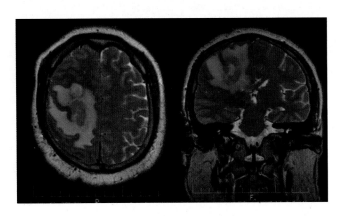 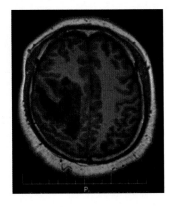

病例 8 图 1 术前 MRI 平扫 T_2 像   病例 8 图 2 术前 MRI 平扫 T_1 像

术中经过（病例 8 图 3、病例 8 图 4）：

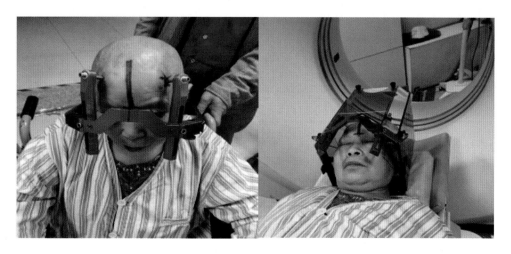

病例 8 图 3　患者在局麻下安装 LEKSELL 立体定向头架并行头颅 CT 扫描

注：安装 LEKSELL 立体定向头架，行头颅 CT 扫描，获取坐标系数据，
应用 ELEKTA 手术计划系统融合头颅 MRI 及 CT 数据，计算靶点及穿刺点坐标。

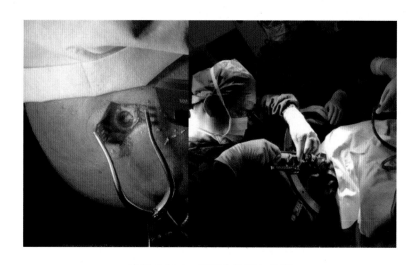

病例 8 图 4　固定立体定向头架

注：根据靶点及穿刺点坐标安装定位弓，标记右额部长约 4cm 纵向切口。
于皮瓣正中钻骨孔一个，电灼硬脑膜并十字切开，穿刺针按靶点坐标取得病理组织。

术后病理：非霍奇金弥漫大 B 淋巴瘤，非生发中心来源。免疫组化结果显示：ALK(-)，
CD20（+），CD56（-），CgA（-），FLi-i（+），GFAP（-），Ki-67（+90 %），LCA（+），
Oligo-2（-），Syn（-），TTF-1（-），Bcl-2（+），Bcl-6（+），CD10（-），CD5（部分 +），
MUM-1（+），PAX-5（+）

五、讨论

神经影像学技术的进步使颅内疾病的确诊率大大提高，但仍有部分病灶无法通过影像检查直接提示其性质，因而难以决定治疗方案。借助现代影像学设备引导下的立体定向技术，可在手术侵袭很小的情况下，准确获得脑内病变组织，从而明确其病理性质，进行正确的治疗。立体定向活检已经成为颅内疑难病例的有效诊断手段，大部分患者能够得到明确的病理诊断。

适宜应用脑立体定向活检术的患者，颅内病灶多为一些早期肿瘤、脑转移瘤、寄生虫囊肿、脱髓鞘改变（脑白质多发性硬化）、炎性病灶、神经元退行性改变以及全身性疾病造成的脑内病变，影像检查显示呈弥漫性、侵袭性、多发性生长，与正常脑组织界限不清或其密度与水肿、软化、坏死难以区分。一些患者由于病灶较小，开颅手术损伤较大，需活检明确性质后决定下一步治疗；还有一些患者的病变由于位于重要的功能区，范围弥散，难以切除，或开颅手术将导致严重的神经功能缺损，如果只是单纯保守观察，也可能会贻误治疗时机，而神经影像学技术引导下的立体定向颅内病灶活检术是获得这类颅内病变定性诊断的最佳手段。

目前在临床工作中，立体定向活检术常使用 CT 或 MRI 引导，或依靠两者结合数据进行引导。CT 引导的立体定向活检显像时间较 MRI 短，不存在影像失真。分辨率已可以基本满足需求，但有时会因射线束硬化现象造成杯形伪影，使某些病变的图像模糊不清，增强剂也可能导致过敏反应和肾损害。MRI 引导的立体定向活检分辨率更高，尤其对增强效应不敏感的病灶有较好的显示，同时没有后颅窝伪影，减少了框架造成的影像伪影，可显现血管等优势。但 MRI 导向显像时间长，花费较高，对某些体内移植有金属异物的患者有禁忌，影像失真也可能导致靶点坐标误差。但也应注意，避免对可疑颅内血管性疾病的患者进行脑立体定向活检术。此外，位于外侧裂和岛叶表面的病灶不适合采用定向手术活检，而应采用开放式手术活检。

进行定位扫描时，CT/MRI 扫描应包括病灶的全部及其上方的入颅点，以便观察设计活检手术的路径。在合理的限度内，扫描层要尽可能薄。

脑立体定向活检术的精确性和安全性很高，在规范操作时靶点误差＜ 1mm。活检取材时，部位应包括从瘤周到瘤体中心的内容，即所谓顺序性活检，以便反映整个病变不同部位的病变程度。同时也应注意，即使脑立体定向活检术能获得绝大多数患者准确的病理诊断，但仍有一小部分患者活检所提示的病理结果并不能完全反映其颅内病变的情况，有些非强化病灶边缘较难确定，并且有些病灶质地并不均匀。另外，非强化病灶本身可能处于病变特定的发展时期，其最终的病理性质则难于确定。必要时，可采取术中冰冻病理检查、多针道多靶点取材、反复多次活检等多种方法提高诊断准确率。

对于临床表现及影像学检查不典型病例，采用影像学引导的立体定向脑病变活检术，可早期、快速获得病理学诊断，制订相应的治疗方案，争取治疗时机，是一种安全、可靠的手段。

参考文献

[1] 王学廉，贺世明，梁秦川，等．影像学引导的立体定向活检在脑疾病诊断中的价值（附50例临床分析）．立体定向和功能性神经外科杂志，2006，19（2）：10-14.

[2] 刘宗惠，于新，李士月，等．脑深部病变立体定向活检方法的研究．中华医学杂志，2002，82（4）：12-15.

[3]BH Dobkin.Stroke associated with glioblastoma.Bull Clin Neurosci，1985，50：111-118.

[4]Kranz R，Gliemroth J，Gaebel C，et al.Atypical delayed intracranial haematoma following stereotactic biopsy of a right parietal anaplastic oligodendroglioma.Clin Neurol Neurosurg，2003，105（3）：188-192.

[5] 赵思源，刘娟，张剑宁，等．384例立体定向脑活检术诊断率的影响因素分析．立体定向和功能性神经外科杂志，2014，27（6）：327-330.

[6] 杨春春（综述），魏祥品（审校）．立体定向活检术在脑干病变中的应用价值．立体定向和功能性神经外科杂志，2011，24（4）：253-256.

[7]Grossman R，Sadetzki S，Spiegelmann R，et al.Haemorrhagic complications and the incidence of asymptomatic bleeding associated with stereotactic brain biopsies.Acta Neurochirurgica，2005，147（6）：627-631.

[8]Kreth F W，Muacevic A，Medele R，et al.The Risk of Haemorrhage after Image Guided Stereotactic Biopsy of Intra-Axial Brain Tumours-A Prospective Study.Acta Neurochirurgica，2001，143（6）：539-546.

[9] 田增民，王亚明，于新，等．立体定向脑内病灶活检的临床意义．中华外科杂志，2010，48（19）：1459-1462.

帕金森 DBS 手术

一、病例简介

一般资料：患者男性，67 岁，汉族，农民。

主诉：右上肢僵直伴不自主抖动 10 年，加重半年。

现病史：患者缘于 10 年前无明显诱因出现右侧上肢僵硬、活动不灵活，动作缓慢。伴右侧上肢不自主抖动，表现为静止性搓丸样震颤，偶伴头痛，无意识障碍，恶心呕吐、大小便失禁等。就诊于我院神经内科，诊断为帕金森病，予盐酸普拉克索片 0.25mg，2 次 / 日；脑蛋白水解物 2 片，2 次 / 日，自诉效果可。5 年前患者自觉药物控制效果不佳，就诊于北京宣武医院神经内科，给予口服药物治疗（具体不详），自诉效果不佳。4 年前就诊于北京军都医院，行"脑电刺激治疗"（具体不详）。2 年前就诊于我院，予以多巴丝肼片（美多芭）、卡左双多巴控释片（息宁）、盐酸普拉克索（森福罗）（具体不详），患者半年前自觉上述症状加重，僵硬逐渐扩展至四肢及躯干，为求进一步诊治而来我院，门诊以"帕金森病"收入我院。

既往史：自诉完全性右束支传导阻滞 30 余年，未经系统治疗。10 年前于正定县医院因痔疮行手术治疗（具体不详）。否认"高血压病、糖尿病"病史，否认"肝炎、结核"等传染病病史。否认外伤及输血史。否认食物及药物过敏史。预防接种史不详，系统回顾无特殊。

个人史：生于原籍，久居当地，未到过疫区及牧区。否认吸烟、饮酒不良嗜好，否认性病及冶游史。

家族史：家族中成员无传染病史，无家族遗传病病史，无类似疾病病史。

神经系统体格检查：体温 36.3℃，脉搏 80 次 / 分，呼吸 20 次 / 分，血压 105/75mmHg。清醒，言语欠流利。面部表情呆板，反应正常。双侧瞳孔圆，直径约 3.0mm，对光反射灵敏。颈软无抵抗，心肺腹未见明显异常。四肢肌张力高，运动迟缓，双侧肢体肌力Ⅴ级，右侧肱二三头肌、膝腱反射正常，左侧肱二三头肌、膝腱反射正常，右侧巴氏征阴性，左侧巴氏征阴性，Kernig 征阴性。

辅助检查：

头颅 MRI（河北医科大学第二医院 2019 年 12 月 22 日）示：①双侧额顶岛叶、基底节区多发缺血灶；②双侧筛窦黏膜增厚。

二、初步诊断

1. 帕金森病。
2. 完全性右束支传导阻滞。

三、鉴别诊断

1. 特发性震颤　　此病隐袭起病，进展很缓慢或长期缓解，约 1/3 患者有家族史。震颤是唯一的临床症状，主要表现为姿势性震颤和动作性震颤，震颤常累及双侧肢体，头部也较常受累，频率为 6 ～ 12Hz。情绪激动或紧张时可加重，静止时减轻或消失。此病与帕金森病显著的不同在于特发性震颤起病时多为双侧症状，不伴有运动迟缓，无静止性震颤。

2. 帕金森叠加综合征　　包括多系统萎缩（MSA）、进行性核上性麻痹（PSP）和皮质基底节变性（CBD）等。在疾病早期即出现突出的语言和步态障碍，姿势不稳，中轴肌张力明显高于四肢，无静止性震颤，突出的自主神经功能障碍，对左旋多巴无反应或疗效不持续均提示帕金森叠加综合征的可能。

四、诊疗经过

术前影像（病例 9 图 1）：

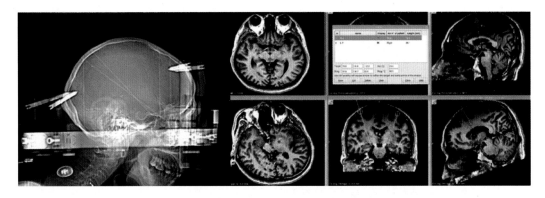

病例 9 图 1　病人在局麻下安装 LEKSELL 定位头架，行头颅 CT 扫描

注：利用手术计划系统融合头颅 MRI 及 CT 数据，计算双侧丘脑底核三维坐标。

手术过程（病例9图2、病例9图3）。

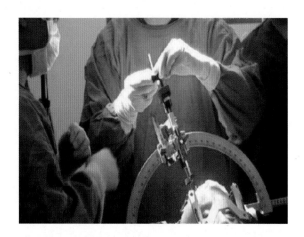

病例9图2　利用立体定向仪将电刺激电极植入靶点位置

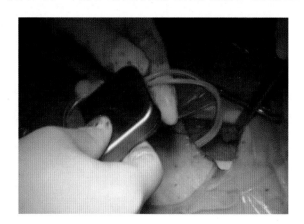

病例9图3　将脉冲发生器（电池）植入患者锁骨下皮下组织，并固定于胸大肌上

术后复查头颅CT及胸部平扫（病例9图4）：

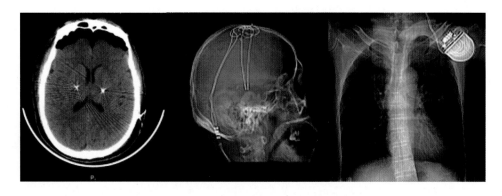

病例9图4　术后复查头颅CT及胸部平扫

术后 2 周开机，调控脉冲参数（病例 9 图 5）。

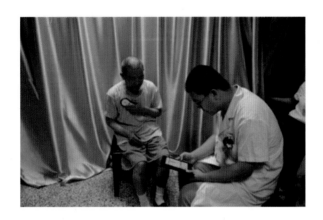

病例 9 图 5　术后 2 周开机，调控脉冲参数

五、讨论

帕金森病是一种常见的神经系统退行性疾病，在我国，65 岁以上人群的患病率为 1700/10 万，并随年龄增长而升高。该病的主要病理改变为黑质致密部多巴胺能神经元丢失和路易小体形成，其主要生化改变为纹状体区多巴胺递质降低，临床症状包括静止性震颤、肌强直、运动迟缓和姿势平衡障碍的运动症状及嗅觉减退、快动眼期睡眠行为异常、便秘和抑郁等非运动症状，为患者家庭和社会都带来了沉重的负担。

每一例帕金森病患者都可以先后或同时表现出运动症状和非运动症状，但在整个病程中都会伴有这两类症状，有时会产生多种非运动症状。因此，对帕金森病应采取全面综合的治疗。目前应用的治疗手段，无论是药物或手术治疗，只能改善患者的症状，并不能阻止病情的发展，更无法治愈。但是综合全面的治疗及心理干预，可以有效地提高患者的生活质量。

帕金森病的早期药物治疗显效明显，而长期治疗的疗效明显减退，或出现严重的运动波动及异动症者，可考虑进行手术治疗。手术治疗作为药物治疗的有效补充，目前已经成为治疗中晚期帕金森病的有效方法。

手术方法主要包括神经核毁损术和脑深部电刺激术（DBS）、神经组织移植及基因治疗等，其中神经核毁损术较为经济，曾作为帕金森病外科治疗的主要方式，但因其脑出血发生率较高，并发症较为严重等缺点，自 1999 年 DBS 被推广以来，DBS 便因其相对无创、安全和可调控性逐步取代了神经核毁损术而作为帕金森病外科治疗的主要选择，是目前国际公认的帕金森病最佳外科治疗方法。

DBS 手术的适应证为：①原发性 PD；②服用复方左旋多巴曾经有良好疗效；③疗效已明显下降或出现严重的运动波动或异动症，影响生活质量；④除外痴呆和严重的精神疾病。

DBS 的手术靶点包括苍白球内侧部、丘脑腹中间核和丘脑底核，其中在丘脑底核行 DBS 对改善震颤、强直、运动迟缓和异动症的疗效最为显著。针对患者个体判断是否适合手术、手术的风险与近远期疗效以及确定最佳手术靶点。术后患者脑水肿消退，患者一般情况好即可开机。开机参数多数情况下频率常设定为 130Hz，脉宽 60μs，电压根据患者反映调整，一般不超过 3V，并在术后数年内需要较多次调整。

在患者接受外科治疗后，也应同时接受药物治疗、康复训练及心理疏导，以期望对患者的长期获益产生最大正向影响。

参考文献

[1] 中华医学会神经病学分会帕金森病及运动障碍学组，中国医师协会神经内科医师分会帕金森病及运动障碍专业委员会. 中国帕金森病的诊断标准（2016 版）. 中华神经科杂志，2016，49（4）：268-271.

[2] 中华医学会神经病学分会帕金森病及运动障碍学组. 中国帕金森病治疗指南（第三版）. 中华神经科杂志，2014，47（6）：428-433.

[3] 胡小吾. 帕金森病手术治疗的随访效果和并发症. 国际神经病学神经外科学杂志，2002，29（2）：167-170.

[4] 中国帕金森病脑深部电刺激疗法专家组. 中国帕金森病脑深部电刺激疗法专家共识. 中华神经外科杂志，2012，28（8）：855-857.

[5]Silberstein P，Bittar RG，Boyle R，et al.Deep brain stimulation for Parkinson's disease：Australian referral guidelines.Journal of Clinical Neuroscience，2009，16（8）：1001-1008.

[6]Lang AE，Widner H.Deep brain stimulation for Parkinson's disease：Patient selection and evaluation.Movement Disorders,2002,17(Supplement 3)：0-0.

[7]Olanow CW，Stern MB，Sethi K.The scientific and clinical basis for the treatment of Parkinson disease（2009）.Neurology,2009,72（21 Suppl 4）：S1-136.

病例 10

硬脊膜内髓外神经鞘瘤切除术

一、病例简介

一般资料：患者男性，30 岁，汉族。

主诉：双下肢无力、麻木伴走路不稳半年，加重 1 个月。

现病史：患者缘于半年前无明显诱因出现双下肢无力、麻木，伴走路不稳，无恶心、呕吐，无头痛、头晕，无言语不利，无视物不清及听力下降，无饮水呛咳及吞咽困难，就诊于当地医院，给予活血等药物治疗，症状无明显改善，遂就诊于 260 医院，给予针灸及中药（具体不详）治疗，自觉症状较前好转，后停药，近 1 个月患者上诉症状较前加重，遂就诊于我院，并收入院治疗。

既往史：否认高血压、糖尿病、冠心病、高脂血症病史。否认肝炎、结核等传染病史。1 年前因右脚腕扭伤行保守治疗，无手术史及输血史，否认食物、药物过敏史。按时预防接种，系统回顾无特殊。

个人史：生于原籍，久居当地，未到过疫区及牧区，无不良嗜好。

家族史：家族中其父母体健，家族中其他成员无类似疾病史，无其他遗传性疾病史，无传染性疾病史。

神经系统体格检查：体温 36.3℃，脉搏 98 次 / 分，呼吸 18 次 / 分，血压 153/104mmHg。神清，语利，反应力、定向力正常，双瞳孔正大等圆，直径约 3.0mm，眼球各方向活动充分自如，无眼震。双侧额纹对称，无鼻唇沟变浅，伸舌居中，双上肢肌力 V 级，双下肢肌力 IV 级，双下肢肌张力增高，上肢腱反射（+++），下肢腱反射（++++），踝阵挛、髌阵挛阳性，双侧 Babinski's sign（+）性，双侧 Chaddock sign（+）性。感觉系统查体：右侧肢体 L_3 感觉平面以下痛觉减退，左侧肢体 L_4 感觉平面以下痛觉减退，深感觉减退。共济运动检查：Romberg 征闭眼阳性。颈抵抗（-）。

辅助检查：无。

二、初步诊断

双下肢无力原因待查。

三、鉴别诊断

1. 脑梗死 多见于老年人，常合并高血压、糖尿病、高脂血症、冠心病、心律失常、吸烟饮酒、肥胖等，可反复发作，一般发生在安静状态下或睡眠中，起病之初常无意识障碍，脑脊液压力不高、透明，头颅磁共振可见与病灶供血区动脉狭窄，可助鉴别。

2. 急性播散性脑脊髓炎 广泛累及中枢神经系统，以白质为主，多发生在感染或疫苗接种后，起病较多发性硬化急且凶险，常伴有意识障碍、高热、精神症状等，呈自限性和单相性病程。

3. 急性脊髓炎 急性起病，常有感染病史，呈横贯性脊髓损伤症状、体征，数小时至 3 日达到高峰。

4. 系统性红斑狼疮脑病 既往有系统性红斑狼疮病史，可有复发，除神经系统损伤外，还可累及皮肤黏膜、骨骼肌肉、肾脏、肺、心脏、血液等多个器官和系统，表现出多种临床症状。血清中可检测到多种自身抗体和免疫学异常。

5. 肿瘤 椎管内肿瘤等可以亚急性起病，累及中枢神经系统多个部位，行椎管内 MRI 加以鉴别。

四、诊疗经过

入院后查颈、胸椎 MRI（河北医科大学第二医院 2018 年 9 月 13 日）：①$C_{2\sim6}$ 椎间盘变性；②$C_{3\sim6}$ 椎间盘向后突出，以 $C_{3\sim4}$ 椎间盘为著；③$C_{6\sim7}$ 椎体水平脊髓中央管稍扩张；④T_8 椎体水平脊髓外硬脊膜内偏左占位性病变，考虑神经鞘瘤可能，建议增强扫描进一步检查。

胸椎 MRI 增强（2018 年 9 月 18 日）：①T_8 椎体水平硬脊膜内脊髓外左侧占位性病变，结合原 MRI 平扫，考虑神经鞘瘤；②T_{11} 椎体上缘许莫氏结节。

依据患者胸椎 MRI 增强，修正诊断：T_8 椎体水平神经鞘瘤。

术前影像（病例 10 图 1 至病例 10 图 4）：

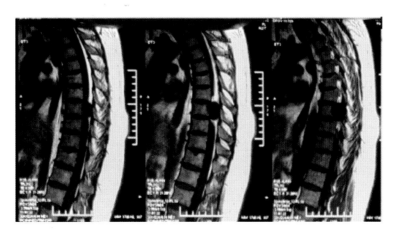

病例 10 图 1 术前 MRI 平扫 T_1 像

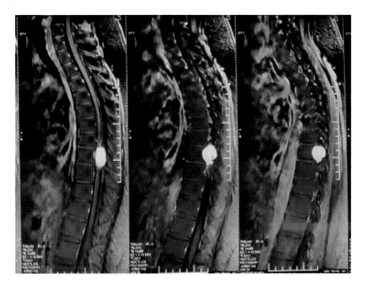

病例 10 图 2 术前增强 MRI 矢状位

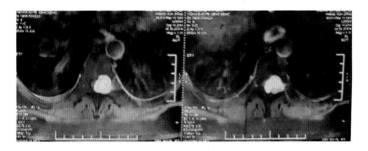

病例 10 图 3 术前增强 MRI（轴位）

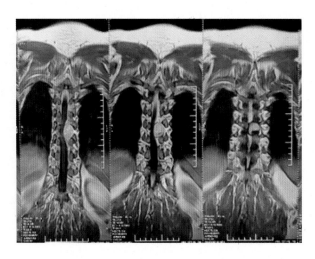

病例 10 图 4 术前增强 MRI（冠状位）

$T_{5\sim9}$ 椎体水平脊髓呈受压改变，稍变细，并向右前移位，紧贴椎体后缘；T_8 椎体左后缘凹陷，相应区域见不规则团片状长 T_1 长 T_2 信号，其内可见点状 T_1 及 T_2 低信号，边界清晰，大小约 $2.0cm\times2.5cm\times2.6cm$，增强后，壁呈明显均匀强化，中心无强化，局部向左侧椎间孔延伸。

手术经过（病例 10 图 5 至病例 10 图 10）：

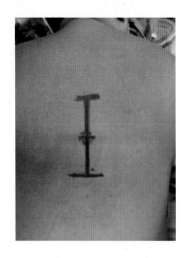

病例 10 图 5 切口与体位

手术取俯卧位，以 T_8 椎体水平为中心，标记后背部中线直切口。

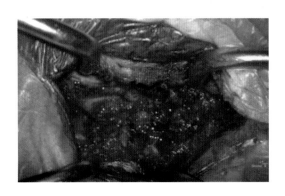

病例 10 图 6　显露硬脊膜

沿标记切开皮肤及皮下肌肉，显露棘突，沿左侧棘突边缘仔细分离肌肉，显露左侧半椎板，咬骨钳小心咬开左侧胸$_8$椎体半椎板，显露硬脊膜。

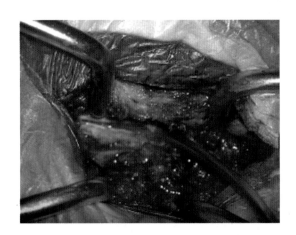

病例 10 图 7　剪开硬膜

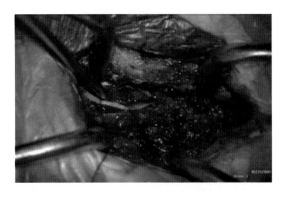

病例 10 图 8　悬吊硬膜，暴露肿瘤

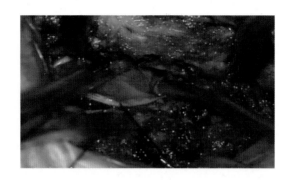

病例 10 图 9　肿瘤切除

　　可见肿瘤位于髓外硬膜下，边界清楚，质韧，血供丰富，为灰红色，肿瘤与神经鞘粘连紧密，分块将肿瘤切除，肿瘤大小约 2.0cm×2.5cm×2.5cm。

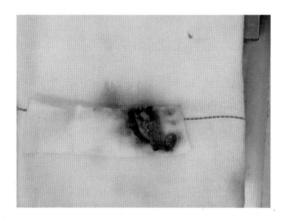

病例 10 图 10　肿瘤标本

术后 MRI（病例 10 图 11）：

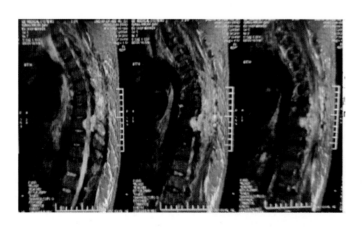

病例 10 图 11　术后 MRI

术后处理：术后常规给予止血、预防上消化道出血、营养神经等补液支持治疗。术后病理回报为：神经鞘瘤。

五、讨论

椎管内神经鞘瘤为临床较常见的椎管内占位性病变，约占椎管内肿瘤的25%。在椎管的各个节段均可发生，大多为单发，发病年龄多在40～60岁。

神经鞘瘤生长发展缓慢，患者早期可无典型症状，易出现误诊漏诊，延误治疗的最佳时机。疼痛、感觉障碍和运动障碍是椎管内肿瘤患者最常见的三种症状。由于椎管内空间狭小，可随其生长、增大而压迫脊髓与神经根，早期表现为累及神经根导致的放射性疼痛，其后出现肢体麻木、无力等症状，严重者可致残。因此，此类肿瘤一经发现，应尽早手术治疗，以期获得良好的预后。

神经鞘瘤MRI多呈圆形/卵圆形或长圆形，少数呈哑铃状或结节状生长，大多与脊髓或硬脊膜边界清晰，多位于脊髓后方或侧方，极少位于脊髓前方。多数位于髓外硬膜内，少数位于硬膜内外或沿椎间孔呈椎管内外生长。MRI平扫T_1WI多呈低信号、少数呈等信号，T_2WI多呈高信号，少数呈等高信号或混杂高信号。增强扫描多数呈均匀强化或环状、花边样强化，少数呈不均匀强化。

神经鞘瘤对放、化疗均不敏感，手术切除是唯一有效治疗方法。经手术治疗后预后良好，完整切除后较少发生复发，少数可发生恶变。充分切除肿瘤并最大限度地维持术后脊柱的生理功能和结构稳定性是椎管内肿瘤手术治疗的宗旨。传统的手术方式多采用后正中全椎板入路切除肿瘤，此方法对脊柱的后部结构破坏较大，影响脊柱的稳定性。神经鞘瘤大多起源于一侧感觉神经根，肿瘤常呈偏侧生长，这为半椎板切除提供了解剖理论依据。为减少手术的创伤，近年来推荐使用半椎板入路显微切除椎管内肿瘤。半椎板手术基本保留了椎管的环状结构及椎体后部的完整性，减少了术后脊柱滑脱不稳的发生。任斌等认为，当肿瘤较小、位于一侧时，采用半椎板切除暴露肿瘤，肿瘤位于中间或肿瘤组织较大时为获得充分暴露肿瘤采用全椎板切除。

参考文献

[1] 郭启，田强，苑玉存，等.半椎板入路显微手术与全椎板切除手术治疗脊髓肿瘤的疗效比较.实用癌症杂志，2014，29（12）：1673-1675.

[2]Engelhard HH, Vi l lanoJL, Por t erKR, et al.Clinical presentation, histology, and treatment in 430 patients with primary tumors of the spinal

cord, spinal meninges, or cauda equine. NeurosurgSpine, 2010, 13（1）: 67-77.

[3]De Verdelhan O, Haegelen C, Carsin-Nicol B, et al. MR imaging features of spinal schwannomas and meningiomas. J Neuroradiology, 2005, 32(1): 42-49.

[4]Lee SE, Chung CK, Kim HJ. Intramedullary schwannomas: longterm outcomesof ten operated cases. J Neuro Oncol, 2013, 113（1）: 75-81.

[5]梁卫东, 陈彬, 王永志, 等. 半椎板入路显微手术切除椎管内神经鞘瘤. 中国全科医学, 2013, 11（12）: 1904 1905.

[6]石鑫, 姜梅, 郝玉军, 等. 经半椎板入路切除椎管内肿瘤. 中华神经外科疾病研究杂志, 2010, 9（6）: 533-535.

[7]任斌, 蔡林, 王建平, 等. 后路椎板切除入路手术治疗椎管内神经鞘瘤的疗效. 中国脊柱脊髓杂志, 2012, 22（8）: 688-692.

病例 11

左侧听神经瘤切除术

一、病例简介

一般资料：患者男性，52 岁，汉族，已婚，农民。

主诉：左耳耳鸣伴听力下降 2 年，头晕 1 个月。

现病史：患者缘于 2 年前无明显诱因出现左耳耳鸣，呈高调性，伴有左耳听力进行性下降，未予重视，1 个月前出现头晕，间断发作，以突然站立时为重，发作时伴有视物旋转、头痛，无恶心、呕吐，无意识障碍及二便失禁，就诊于正定县医院，行头颅 CT 扫描提示"左侧桥小脑角区占位，脑积水"，进一步于保定恒兴中西医结合医院行头颅 MRI 提示：①左侧桥小脑角区占位性病变，考虑神经鞘瘤，建议增强扫描；②双侧额叶、双侧侧脑室前后角旁缺血灶、脑梗死；双侧上颌窦囊肿；④脑 MRA 未见明显异常。为求进一步诊治而来我院。

既往史：既往体健，否认高血压、冠心病、糖尿病等病史，否认肝炎、结核等传染病病史，无外伤、手术及输血史，无食物药物过敏史。预防接种史不详，系统回顾无特殊。

个人史：生于原籍，久居当地，未到过疫区及牧区，吸烟史数十年，20 支 / 天，间断少量饮酒，否认冶游史。

家族史：父母已故，其父亲死于直肠癌，其母亲死因不详。家族中其他成员无传染病史，无家族遗传病病史。无类似疾病病史。

神经系统体格检查：体温 36.6℃，脉搏 76 次 / 分，呼吸 19 次 / 分，血压 123/75mmHg。神清语利，双侧瞳孔正大等圆，直径约 3.0mm，对光反射灵敏。左耳失聪，颈软无抵抗，心肺腹查体未见明显异常。四肢肌张力正常，双侧肢体肌力 Ⅴ 级，双侧肱二、三头肌及膝腱反射正常，双侧巴氏征阴性，Kernig 征阴性。共济失调左侧指鼻试验阳性，快速轮替试验不协调，闭目难立征阳性。

辅助检查：头颅 CT 扫描（2018 年 8 月 9 日）：左侧桥小脑角区占位，脑积水。头颅 MRI（2018 年 8 月 10 日）：①左侧桥小脑角区占位性病变，考虑神经鞘瘤，建议增强扫描；②双侧额叶、双侧侧脑室前后角旁缺血灶、脑梗死；双侧上颌窦囊肿；④脑 MRA 未见明显异常。

二、初步诊断

1．左侧桥小脑角区占位性病变。

2．多发脑梗死。

三、鉴别诊断

1．胆脂瘤或脑膜瘤　　胆脂瘤和脑膜瘤位于桥小脑角区，多不累及内听道，偶尔可部分进入内听道内，但 CT 上内听道多不扩大，MRI 上胆脂瘤呈长 T_1 长 T_2 信号，增强后扫描无明显强化，而脑膜瘤多呈半球形等 T_1 等 T_2 信号肿块，增强后扫描明显均匀强化，并伴有脑膜尾征，与听神经瘤不难鉴别。

2．面神经瘤　　位于内听道的前上象限，内听道前上壁骨质可见破坏，形成沟通内听道 - 面神经管迷路段的肿块；薄层 MRI 或 MR 水成像有助于显示肿瘤在内听道内的起源神经。而听神经瘤多向内听道口生长，较大时延伸至桥小脑角区形成内听道 - 桥小脑角区肿块，但不累及面神经管迷路段。两者在 MRI 上的强化程度及方式无明显差别。

四、诊疗经过

术前影像（病例 11 图 1 至病例 11 图 5）：

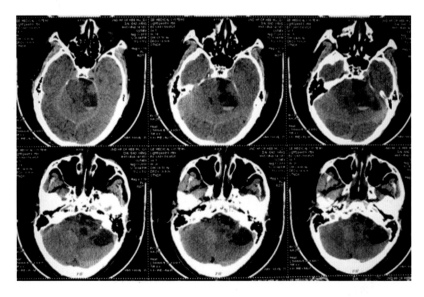

病例 11 图 1　术前 CT

　　注：左侧桥小脑角区可见片状低密度影，密度不均匀，脑干、四脑室受压移位，脑沟、幕上脑室扩大，中线结构无移位。

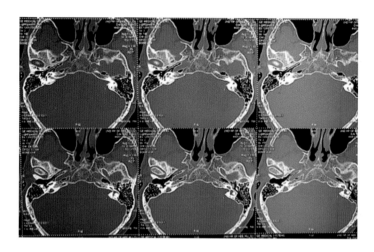

病例 11 图 2　内听道 CT
注：左侧内听道口扩张，宽径约 0.8cm，病变向内延伸。

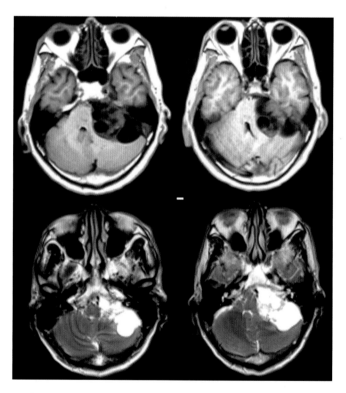

病例 11 图 3　MRI 平扫
注：左侧桥小脑角区可见囊实性肿块，呈等及长 T_1、等及长 T_2 信号，大小约 54mm×32mm，边界清晰，内见囊变，脑干及左侧小脑半球受压。

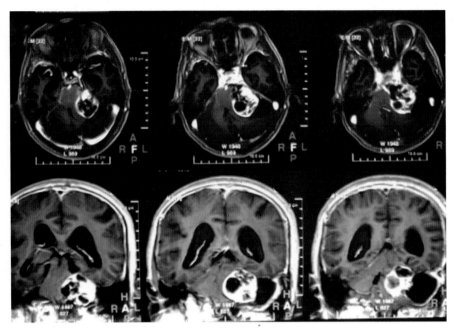

病例 11 图 4　MRI 强化

注：左侧桥小脑角区可见一不规则团块状异常信号影，边界清晰，实性部分呈不均质显著强化，
内可见多个囊性未强化区，左侧小脑半球受压向后移位，左侧内听道扩张，肿物向内延伸。

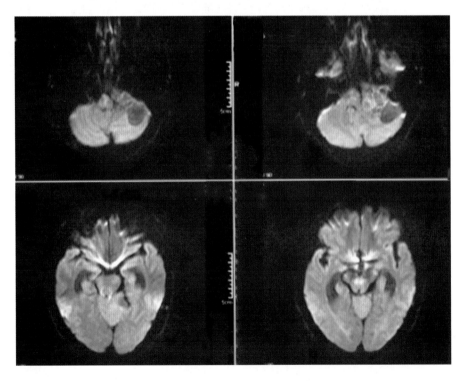

病例 11 图 5　DWI

手术经过（病例 11 图 6 至病例 11 图 13）：

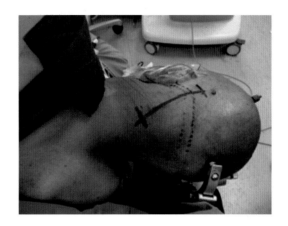

病例 11 图 6　体位与切口

注：采取侧卧位，头架固定，肩带拉开颈肩角，使乳突处于最高点。切口上缘达耳郭上缘，
向下达下颌角水平，也可做弧型或 S 形切口。

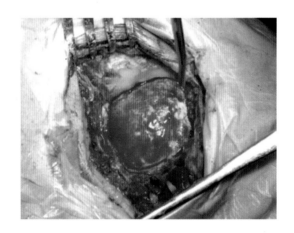

病例 11 图 7　骨窗大小约 4cm×5cm，暴露横窦乙状窦边缘，骨蜡严密封堵乳突气房

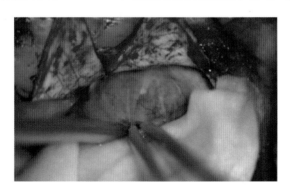

病例 11 图 8　打开硬膜可见肿瘤位于左侧桥小脑角区，有囊性变

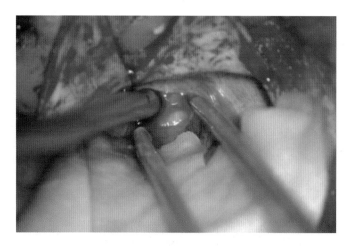

病例 11 图 9　先囊内切除部分肿瘤减容，为暴露颅神经及脑干端争取空间

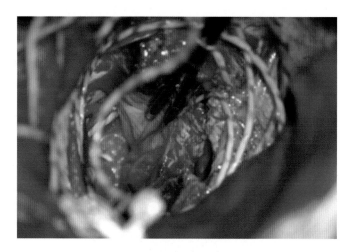

病例 11 图 10　术中应用神经电生理检测探针辅助判断颅神经位置

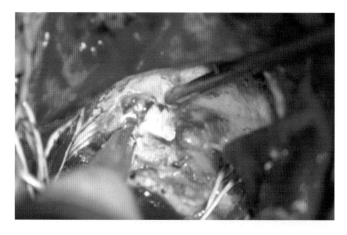

病例 11 图 11　磨钻磨开内听道，切除内听道内肿瘤

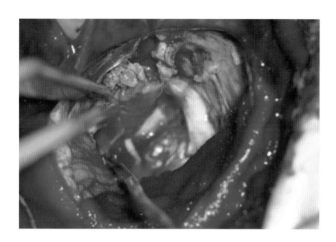

病例 11 图 12　面神经位于肿瘤腹侧，被肿瘤包绕，脑干受压移位

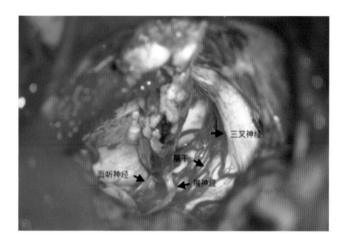

病例 11 图 13　肿瘤完全包绕展神经，面听神经

术后复查 CT（病例 11 图 14）：

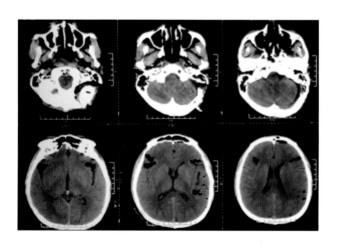

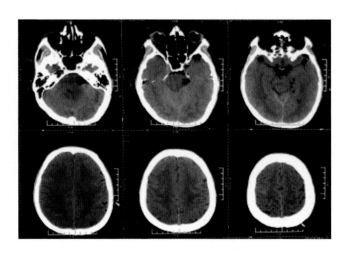

病例 11 图 14　术后复查 CT

五、讨论

听神经瘤是指起源于前庭神经鞘膜的肿瘤，亦是耳神经外科和侧颅底外科最常见的颅内肿瘤之一，听神经瘤属于颅内良性肿瘤，临床常用治疗方式为随访观察、手术切除和伽玛刀放射治疗，治疗目标是尽可能改善临床症状，控制肿瘤生长，减少并发症，保留和恢复相关神经功能。

尽早发现并手术治疗是关键，研究表明：小型听神经瘤（直径＜30mm），术后的面、听神经功能保留率接近 100%，比大型肿瘤保留率明显提高。肿瘤大小是影响术后和远期面神经功能恢复的独立危险因素，肿瘤越小，面神经恢复越佳。对微小听神经瘤（直径＜10mm），可随访观察，一旦临床症状加重，则需尽早手术治疗。此外，若肿瘤周围出现水肿或肿瘤自身囊变，面神经功能会受到明显影响，这与肿瘤对周围组织压迫有关。若听神经瘤体积增大，术前已出现面瘫、后组脑神经麻痹甚至脑干受压症状，则预后不佳。

外科手术治疗听神经瘤安全有效，主要治疗目的为保护神经功能、减少并发症和提高患者长期生活质量，这对手术方法和技巧提出较高要求。小型听神经瘤（＜20mm），可先处理内听道内肿瘤，再分离边界，最后处理脑干端；大型听神经瘤（＞30mm），可先囊内切除瘤体，减容后再处理内听道内肿瘤，最后处理与脑干粘连。若肿瘤与面神经、脑干粘连紧密，不可强行分离，保留一薄层肿瘤，减少术后脑干反应。

肿瘤切除程度的最优选择是在神经电生理监测指导下，力争将肿瘤全切除，减少复发风险。若大型肿瘤与周围组织粘连紧密，则需根据实际情况残留部分肿瘤，避免伤及重要的神经组织，导致术后重度面瘫或后组脑神经麻痹，严重影响生活质量。若肿瘤近全切除（残留＜5mm），笔者建议定期随访，不宜立即行伽玛刀治疗，因听神经瘤是良性肿瘤，残余肿瘤可能保持长期稳定。伽玛刀治疗有时反而会导致肿瘤增大，增加后续治疗难度。

听神经瘤术后颅内感染、颅内出血、饮水呛咳和脑脊液漏等并发症不容忽视。颅后窝肿瘤术后病情变化较快，脑脊液漏、颅内感染等并发症发生率高，需重视术后密切监测和精细管理。尤其是大型听神经瘤术后，由于占位效应突然解除和术中不可避免的损伤，易导致颅后窝肿胀、急性脑积水和幕上远隔部位出血等，术中需谨慎小心。乳突气房必须严格封堵，避免脑脊液漏和远期感染。术后重度面瘫（H-B Ⅳ～Ⅵ级）严重影响生活质量，可逐步开展面神经修复手术（如面神经 - 舌下神经吻合术等），并联合整形外科开展面肌修复手术。

采取枕下经乙状窦后入路，结合显微外科技术和术中神经电生理监测，是听神经瘤安全、有效的治疗方式。肿瘤大小、有无囊变、周围水肿和术后并发症是影响术后面神经功能恢复的重要因素。因此，对听神经瘤要早发现、早治疗，提高手术技巧，术前分析肿瘤特征，术中尽量全切除肿瘤，术后应积极治疗和预防并发症的发生、发展，改善患者预后。

参考文献

[1] 赵澎，张鹏飞，韩利江，等 . 颅内听神经瘤手术治疗策略及并发症分析 : 附 111 例病例回顾 . 中国微侵袭神经外科杂志，2017，22（9）：389-392.

[2] 孟哲，韩松，刘宁，等 . 听神经瘤术后面神经功能预后的影响因素分析 . 中国微侵袭神经外科杂志，2017，22（12）：529-532.

[3]Zanoletti E, Faccioli C, Martini A.Surgical treatment of acoustic neuroma : Outcomes and indications.Rep Pract Oncol Radiother，2016，21（4）：395-398.

[4] 严勇，陈菊祥，徐涛，等 . 枕下经乙状窦后入路切除听神经瘤的手术策略和疗效 . 中华神经外科杂志，2018，34（5）：475-479.

[5] 任雪娇，王毅，苏少波，等 .Koos 3、4 级听神经瘤术后面神经功能的影响因素分析 . 中华神经外科杂志，2018，34（1）：26-29.

[6]Kirchmann M, Karnov K, Hansen S, et al.Tenyear follow-up on tumor growth and hearing in patients observed with an intracanalicular vestibular schwannoma.Neurosurgery，2017，80（1）：49-561.

病例 12

大脑前动脉 A3 段动脉瘤夹闭术加额叶血肿清除术

大脑前动脉远端（DACA）动脉瘤是指位于前交通动脉以远的大脑前动脉或其分支上的动脉瘤。DACA 的定义是指前交通动脉以远的大脑前动脉（ACA）。其行于左右额叶之间，沿着纵裂在前交通动脉的前上方行走至胼胝体膝部。然后在终板的上方，绕行胼胝体膝部，分成下方的胼周动脉和上方的胼缘动脉。这些分支在胼胝体的上方通过，并和大脑后动脉的分支形成吻合。DACA 为双侧半球的内侧面及胼胝体前部的大部分区域供血。DACA 动脉瘤在颅内动脉瘤中所占的比例 较小，文献中报道的比例为 1.5%～9.0%。DACA 动脉瘤最常见于胼周动脉和胼缘动脉的分叉处，而起源于 ACA 额极支和眶支的则较少见。典型症状的 DACA 动脉瘤通常合并蛛网膜下隙出血（SAH），特点是胼胝体膝部上方的纵裂间最为显著，有可能会与前交通动脉瘤相混淆。SAH 也有可能出现在邻近的额叶，更有少数者破入脑室。破入脑室者通常是由于额叶的血肿冲入同侧的侧脑室额角引起。比较特殊的是约有 50% 左右的患者会表现出脑内的血肿。也正是因为脑内血肿的存在，临床发现 DACA 动脉瘤破裂后通常造成与其他类型动脉瘤相比较重的临床分级。

在此介绍大脑前动脉 A3 段动脉瘤显微手术夹闭的病例一例。

一、病例简介

一般资料：患者，女，62 岁，汉族，农民。

主诉：右侧眼部进行性胀痛 3 小时，意识不清 2 小时。

现病史：患者缘于 3 小时前无明显诱因出现右侧眼部肿胀伴疼痛，此时患者神志尚清楚，无恶心、呕吐，无肢体抽搐，于 2 小时前患者意识加深，左侧眼睑进一步肿胀，于当地医院行头颅 CT 检查示右侧额叶血肿，右额颞硬膜下血肿，蛛网膜下隙出血，给予降颅压等药物输液治疗后，为求进一步治疗，转院至我科。

既往史：既往体健，否认糖尿病、冠心病及高血压病史，否认肝炎、结核等传染性病史，无外伤手术及输血史，无食物药物过敏史。预防接种史不详，系统回顾无特殊。

个人史：生于原籍，久居当地，未到过疫区及牧区，否认吸烟、饮酒不良嗜好，否认性病冶游史。

家族史：家族中其他成员无类似疾病史，无其他遗传性疾病史，无传染性疾病史。

神经系统体格检查：体温 36.6℃，脉搏 74 次／分，呼吸 20 次／分，血压 152/88mmHg。GCS：5 分。浅昏迷状态，无睁眼及遵嘱动作，双侧瞳孔不等大，右侧约 4.0mm，左侧约 3.5mm，对光反射迟钝。右侧眼睑肿胀，球结膜无水肿，颈软，心肺腹查体未见明显异常。四肢肌张力稍高，双侧肢体肌力 V 级，双侧肱二、三头肌、膝腱反射正常，双侧巴氏征阴性，Kernig 征检查不合作。

辅助检查：头颅 CT（河北医科大学第二医院）：右侧额叶血肿，右侧额颞硬膜下血肿，蛛网膜下隙出血。全脑血管造影术示右侧大脑前动脉 A3 段动脉瘤。

二、初步诊断

1. 右侧大脑前动脉 A3 段动脉瘤。

2. 蛛网膜下隙出血。

3. 右侧额叶血肿。

4. 右侧额颞硬膜下血肿。

三、鉴别诊断

1. 动静脉畸形　颅内动静脉畸形破裂出血后血肿也可像高血压脑出血位于深部脑实质内，只是该病多好发于青少年。MRI 可见血肿部位异常流空现象，CTA 或者 DSA 检查可明确诊断。

2. 肿瘤出血　肿瘤出血多是原有神经系统症状基础上突然加重，增强 CT 和 MRI 上多可见有不同程度上的强化效应肿瘤影像。

四、诊疗经过

术前影像（病例 12 图 1、病例 12 图 2）：

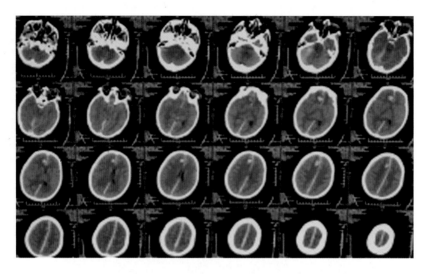

病例 12 图 1．术前头颅 CT

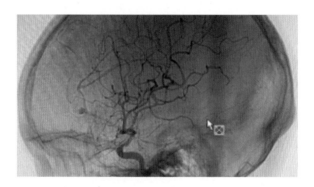

病例 12 图 2　术前头颅 DSA

手术经过：

1．标记右额及纵裂入路（病例 12 图 3）。

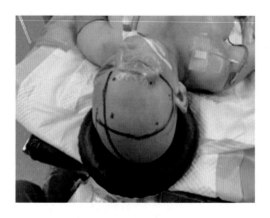

病例 12 图 3　标记切口

2．切开头皮及皮下组织，皮肌瓣翻向颅底，暴露颅骨（病例 12 图 4）。

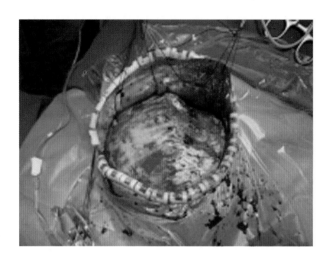

病例 12 图 4 暴露骨瓣

3．铣下骨瓣，暴露硬膜，考虑硬膜张力稍高，呈蓝色，可见右额颞硬膜下血肿，20％甘露醇静脉滴注，处理蝶骨嵴及骨缘，悬吊硬膜（病例 12 图 5）。

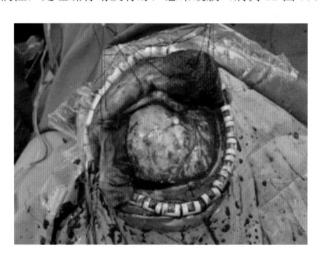

病例 12 图 5 暴露硬膜

4．放射状剪开硬膜，可见大量右额颞硬膜下血肿，给予缓慢吸除，生理盐水冲洗硬膜下血肿，直至无血凝块冲出（病例 12 图 6）。

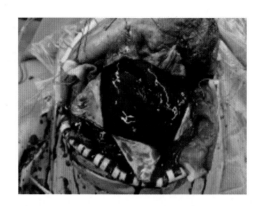

病例 12 图 6　剪卡硬膜，处理硬膜下血肿

5．显微镜下吸除部分右额叶血肿，充分暴露大脑前动脉 A2 段，游离动脉瘤远端血管，予以两枚阻断夹阻断后，再进一步处理动脉瘤处血肿（病例 12 图 7）。

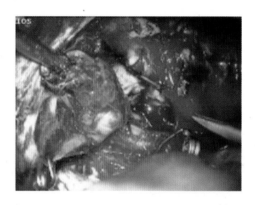

病例 12 图 7　阻断动脉瘤远心端及近心端，充分暴露动脉瘤瘤颈

6．仔细剥离动脉瘤周围粘连组织及蛛网膜暴露动脉瘤（病例 12 图 8）。

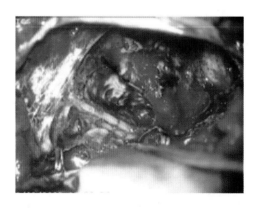

病例 12 图 8　瘤颈剥离子仔细剥离动脉瘤周围粘连组织及蛛网膜

7. 沿动脉瘤瘤颈基线夹闭动脉瘤并撤去阻断夹（病例 12 图 9）。

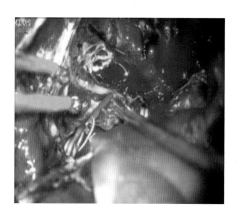

病例 12 图 9　夹闭动脉瘤

8. 术中 ICG 造影确认载瘤动脉无闭塞或狭窄（病例 12 图 10）。

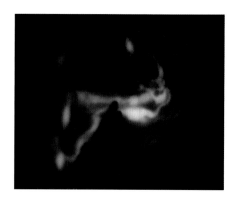

病例 12 图 10　术中 ICG 造影

9. 创面彻底止血后，留置引流管一根，常规关颅（病例 12 图 11）。

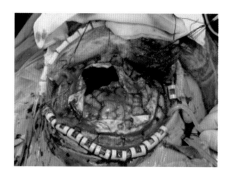

病例 12 图 11　创面彻底止血后留置引流管

10．术后复查头颅 CT（病例 12 图 12）。

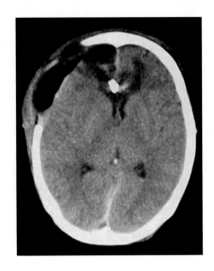

病例 12 图 12　术后复查头颅 CT

五、讨论

血管内治疗发展迅速，在多数动脉瘤中被认为首选的治疗，随访的结果也不错，但由于大脑前远端动脉瘤载瘤动脉较细，动脉瘤体相对较小，介入治疗对于多数中心来说有一定技术难度的。一项针对 DACA 动脉瘤手术治疗和介入治疗的比较研究指出，介入治疗在完全夹闭／栓塞动脉瘤、动脉瘤再出血、重残率和死亡率等各方面并无优势，显微手术反而通常作为首选的治疗方式，主要是因为 DACA 动脉瘤通常位于周边血管，瘤体较小，且通常为宽颈。手术不需要过度牵拉脑组织，不用过多分离肌肉组织。除非有下列情况：极端的年龄，合并其他特殊的疾病，神经功能评分差，凝血功能严重紊乱，才考虑行血管介入治疗。

手术入路的选择较为简洁，如病例 12 图 2 所示，根据动脉瘤所在的动脉节段，对于 A2 主干上的动脉瘤通常选择翼点入路或者眶上外侧入路进行手术，主干的认定一般指距颅底垂直距离 1.5cm 以内；对于更远端的动脉瘤则通常选择经额（A2、A3 段）或经顶（A4、A5 段）纵裂入路，对于经纵裂入路一般选择牵开右侧脑组织，这样对于一个习惯用右手操作的神经外科医师容易获得较大的手术视野，例外的情况是合并有明显的左侧脑叶血肿的病例，这种情况下为了清除血肿会选择牵开左侧脑组织。在选取开颅骨瓣的位置时唯一考虑的原则是最短路径原则。对于破裂的 DACA 动脉瘤以及未破裂的 DACA 动脉瘤来说，手术的设计和方法基本是一致的。如要考虑到术中的情况，那么动脉瘤破裂后引起的颅内压增高，减少了手术操作的空间，特别是在 SAH 较明显的病例中，可能会给手术带来较大的困难。

参考文献

[1]Kiyofuji S, Sora S, Graffeo CS, et al. Anterior interhemi-spheric approach for clipping of subcallosal distal anterior cere-bral artery aneurysms：case series and technical notes. Neuro-surg Rev, 2019. DOI：10.1007/s10143-019-01126-z.

[2]Monroy-Sosa A, Nathal E, Rhoton AL. Operative man-agement of distal anterior cerebral artery aneurysms through amini anterior interhemispheric approach. World Neurosurg, 2017, 108：519-528.

[3] Shukla D, Bhat DI, Srinivas D, et al. Microsurgical treat-ment of distal anterior cerebral artery aneurysms：A 25 year insti-tutional experience. Neurology India, 2016, 64（6）：1204-1209.

[4]Lehecka M, Lehto H, Niemela M, et al. Distal anterior cere-bral artery aneurysms：treatment and outcome analysis of 501 patients. Neurosurgery, 2008, 62（3）：590-601.

[5]Liao L, Derelle AL, Merlot I, et al. Endovascular treatment of distal anterior cerebral artery aneurysms：Long-term results. J Neuroradiol, 2018, DOI：10.1016/j.neurad.2018.12.001.

[6] Husain S, Andhitara Y, Jena SP, et al. Endovascular management of ruptured distal anterior cerebral artery（daca）aneurysms：a retrospective review study. World Neurosurg, 2017, 107：588-596.

[7]Petr O, Coufalova L, Brada O, et al. Safety and efficacy of surgical and endovascular treatment for distal anterior cerebral artery aneurysms：a systematic review and metaanalysis. World Neurosurg, 2017, 100：557-566.

[8]Cavalcanti DD, Abla AA, Martirosyan NL, et al. Endovascular management of distal ACA aneurysms：single-institution clinical experience in 22 consecutive patients and literature review. AJNR Am J Neuroradiol, 2013, 34（8）：1593-1599.

[9]潘柏林,赵明,徐龙彪,等. 大脑前动脉远段动脉瘤的治疗体会. 浙江创伤外科, 2017, 22（3）：509-510.

[10]Jain VK. Distal anterior cerebral artery aneurysms：surgical tips.

Neurology India，2016，64（6）：1147-1148.

　[11]董连强,张晖,程钢戈,等．大脑前动脉远端动脉瘤纵裂入路显微手术效果．空军医学杂志，2015，31（2）：96-98.

病例 13

左侧大脑中动脉多发动脉瘤夹闭术

　　大脑中动脉瘤是受多因素影响，是大脑中动脉局部血管管壁异常改变产生的脑血管瘤样突起，极易导致动脉管壁薄弱及破裂出血，动脉瘤一旦破裂出血，进而严重损害患者的神经功能，且致残率、病死率均较高。因此，一旦确诊大脑中动脉瘤，需于最短时间内作出选择，在完全明确病因与具体病变部位后及早选择手术治疗。

　　存在两种手术方案，分别为显微手术夹闭、血管内介入栓塞治疗。在此介绍大脑中动脉瘤显微手术夹闭的病例一例。

一、病例简介

　　一般资料：患者，男，42 岁，汉族，农民。

　　主诉：突发头痛 4 小时入院。

　　现病史：患者缘于 4 小时前无明显诱因突发头痛，伴有恶心，无呕吐，无肢体抽搐，无发热、寒战，急送当地医院，行头颅 CT 检查提示：基底池及左侧侧裂池及左颞叶皮层广泛蛛网膜下隙出血，考虑存在动脉瘤可能性，给予降颅压等药物输液治疗后，为求进一步治疗，收治我科。

　　既往史：既往体健，否认糖尿病、冠心病及高血压病史，否认肝炎、结核等传染性病史，无外伤手术及输血史，无食物药物过敏史。预防接种史不详，系统回顾无特殊。

　　个人史：生于原籍，久居当地，未到过疫区及牧区，否认吸烟、饮酒不良嗜好，否认性病治游史。

　　家族史：家族中其他成员无类似疾病史，无其他遗传性疾病史，无传染性疾病史。

　　神经系统体格检查：体温 36.3℃，脉搏 84 次 / 分，呼吸 19 次 / 分，血压 103/76mmHg。嗜睡状态，双侧瞳孔等大，直径约 2.5mm，对光反射灵敏。颈抵抗，心肺腹查体未见明显异常。四肢肌张力稍高，双侧肢体肌力 V 级，双侧肱二、三头肌、膝腱反射正常，双侧巴氏征阴性，Kernig 征阳性。

辅助检查：头颅 CTA（河北医科大学第二医院）：左侧大脑中动脉分叉处两个动脉瘤，分别大小约 0.75cm×0.46cm、0.6cm×0.4cm；左侧后交通动脉开放，左侧后交通动脉起始部增宽，考虑动脉圆锥。

二、初步诊断
1. 左侧大脑中动脉 M1 分叉处多发动脉瘤。
2. 自发性蛛网膜下隙出血。

三、鉴别诊断
1. 动静脉畸形 颅内动静脉畸形破裂出血后血肿也可像高血压脑出血位于深部脑实质内，只是该病多好发于青少年。MRI 可见血肿部位异常流空现象，CTA 或者 DSA 检查可明确诊断。
2. 肿瘤出血 该病多是原有神经系统症状基础上突然加重，增强 CT 和 MRI 上多可见有不同程度上的强化效应肿瘤影像。

四、诊疗经过
术前影像（病例 13 图 1、病例 13 图 2）。

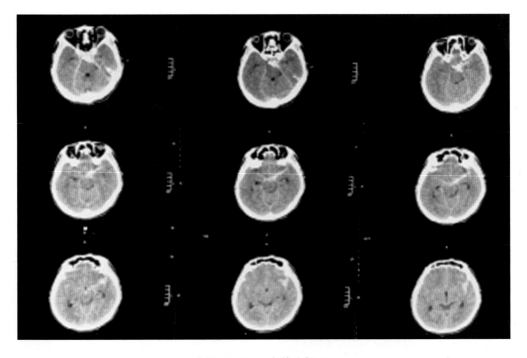

病例 13 图 1 术前头颅 CT

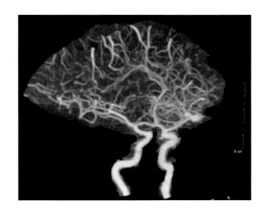

病例 13 图 2　术前头颅 CTA

手术经过：

1. 标记左侧翼点入路（病例 13 图 3）。

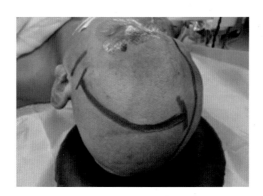

病例 13 图 3　头皮标记及平卧位

2. 切开头皮及皮下组织，暴露骨瓣（病例 13 图 4）。

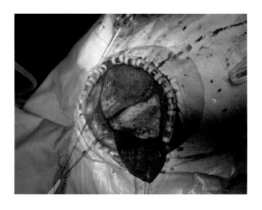

病例 13 图 4　暴露骨瓣

3. 铣下骨瓣，暴露硬膜，考虑硬膜张力稍高，20％甘露醇静脉滴注，释放颈动脉池脑脊液（病例13图5）。

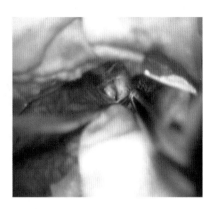

病例13图5 释放颈动脉池脑脊液

4. 仔细分离侧裂血管（病例13图6）。

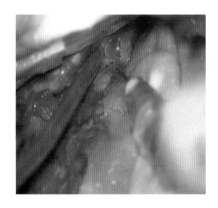

病例13图6 分离侧裂血管

5. 暴露大脑中动脉M1段，以备动脉瘤破裂时阻断（病例13图7）。

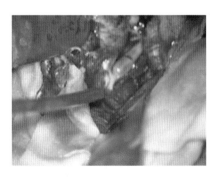

病例13图7 暴露大脑中动脉M1段

6. 仔细剥离动脉瘤周围粘连组织及蛛网膜暴露多发动脉瘤（病例 1 图 8）。

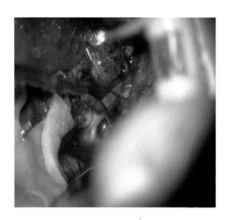

病例 13 图 8　暴露多发动脉瘤

7. 瘤颈剥离子充分暴露大脑中动脉 M2 段 3 个分支（避免夹闭时背侧动脉瘤叶片误夹）（病例 13 图 9）。

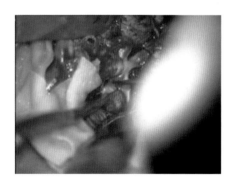

病例 13 图 9　瘤颈剥离子仔细剥离动脉瘤周围粘连组织及蛛网膜

8. 沿动脉瘤瘤颈基线夹闭动脉瘤（病例 13 图 10）。

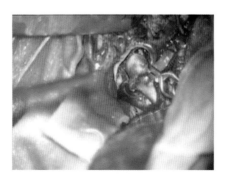

病例 13 图 10　沿动脉瘤瘤颈基线夹闭动脉瘤

9. 调整后叠加一枚动脉瘤夹，避免残留，破裂动脉瘤旁一宽基底小动脉瘤样突起，以一枚迷你弯夹子夹闭完好（病例 13 图 11）。

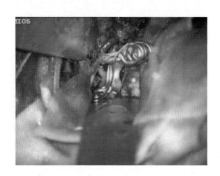

病例 13 图 11　调整后完全夹闭破裂动脉瘤及小动脉瘤

10. ICG 造影提示动脉瘤夹闭完全，大脑中动脉 M2 段各分支未见狭窄（病例 13 图 12）。

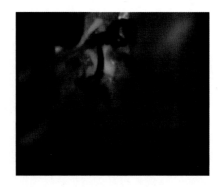

病例 13 图 12　术中 ICG 显影

11. 术后复查头颅 CT 及 CTA（病例 13 图 13）。

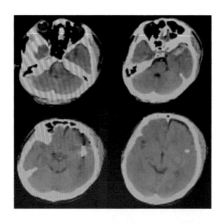

病例 13 图 13　术后复查头颅影像

　　大脑中动脉瘤占据所有颅内动脉瘤的 20% 左右，在大脑中动脉分叉部位较为常见，这主要是由于大脑中动脉血流速度较快，而中动脉分叉部位所受冲击较大，所以相对易形成动脉瘤。目前 DSA 是临床诊断大脑中动脉瘤的金标准，特别是对于一些微小动脉瘤的诊断敏感度较高，效果明显优于 CTA，其可明确动脉瘤的形态、体积以及具体部位等，从而为手术提供有效的诊断依据。

　　目前，临床治疗大脑中动脉瘤的手术方法包括动脉瘤包裹术、孤立术、夹闭术及血管内介入栓塞术等，而因前两种术式易引发术后出血，且术后复发率较高，因此在临床上的推广受到很大限制；而后两种术式的治疗效果相对较好，且临床安全性较高。其中显微手术夹闭治疗的主要原则为合理处理动脉瘤，不但要防止夹闭过少致使动脉瘤残留，从而引发再出血甚至复发，而且还要防止夹闭过多致使载瘤动脉和分支血管发生闭塞，从而引发脑梗死等多种并发症。同时，对于存在脑内血肿患者需将血肿彻底清除，以减轻血肿对脑组织的压迫及毒性作用。在手术过程中可先将其中部分血肿清除，从而改善颅内压，防止强行牵拉脑组织导致损伤；在夹闭动脉瘤前无需彻底清除血肿，避免导致动脉瘤再次破裂。

　　虽显微手术夹闭治疗大脑中动脉瘤效果显著，且技术也较为成熟，但从研究结果看，仍有部分患者会出现脑梗死、脑血管痉挛等并发症。结合临床文献，笔者认为术后出现脑梗死的原因如下：①分支受损。由于豆纹动脉为基底节区供血，且是由大脑中动脉分出，属于中动脉末支动脉，其吻合支较少，如果术中误伤致其受损，极易导致基底节区出现梗死灶，最终导致患者术后偏瘫；②大脑中动脉 M1 末端或远端分支狭窄。显微手术夹闭易引发大脑中动脉 M1 末端或远端分支狭窄，从而导致此部位脑组织梗死；③脑血管痉挛。由于脑组织损伤后会大量降解血管内皮因子、5- 羟色胺等，而此类物质会对脑血管进行反复性刺激，造成血管内膜损伤，引发脑血管持续性痉挛，最终引发脑梗死。

参考文献

　　[1] 林令超，王增亮，杜郭佳，等 . 大脑中动脉瘤破裂伴脑内血肿 47 例的显微手术治疗 . 中华显微外科杂志，2016，39（1）：76-78.

　　[2] 郭致飞，赵兵，江涛，等 . 大脑中动脉分叉部动脉瘤的显微手术治疗分析 . 中华显微外科杂志，2017，40（3）：300-302.

　　[3] 李海洋，李永明，陈航，等 . 大脑中动脉动脉瘤破裂伴脑内血肿的急诊显微手术治疗 . 中华神经外科杂志，2016，32（7）：679-682.

[4] 陈俊瑜，岑波，胡飞，等. 大脑中动脉瘤破裂出血合并颅内血肿的显微外科治疗策略. 临床神经外科杂志，2019，16（1）：71-73.

[5] 向春晖，潘轲，向飞，等. 小翼点入路手术夹闭大脑中动脉动脉瘤的疗效分析. 中国临床神经外科杂志，2019，24（4）：230-231.

[6] 张力，王汉东，潘云曦，等. 大脑中动脉瘤显微手术夹闭治疗的效果分析. 中国脑血管病杂志，2019，16（2）：66-71.

[7] 徐建，刘佰运. 显微手术夹闭与血管内介入栓塞术治疗大脑中动脉动脉瘤破裂的临床疗效及安全性评价. 临床和实验医学杂志，2018，17（16）：1751-1754.

[8] 张力，王汉东，潘云曦，等. 大脑中动脉动脉瘤的显微手术夹闭治疗. 中国微侵袭神经外科杂志，2019，24（1）：1-4.

病例 14

基底动脉顶端动脉瘤夹闭术

基底动脉顶端动脉瘤（BAS）约占后循环动脉瘤的一半。这些动脉瘤的位置、邻近重要的穿孔和解剖的复杂性使其成为最难通过血管内途径或手术治疗的动脉瘤之一。要取得最佳的手术效果，最重要的是要结合优秀的技术技能、高超的手术解剖知识和熟悉手术的细微差别。

本病例采取经翼点入路夹闭基底动脉顶端动脉瘤。

一、病例简介

一般资料：患者，女，50 岁，汉族，农民。

主诉：晕厥后检查发现基底动脉顶端动脉瘤 3 个月伴左侧肢体麻木 2 周。

现病史：患者缘于 3 个月前无明显诱因突发晕厥，清醒后无不适，无头痛，无恶心呕吐，无四肢抽搐，无大小便失禁，于当地医院行头颅 MRA 示考虑基底动脉顶端动脉瘤，未予以处理，于 2 周前出现左侧肢体麻木，且逐渐加重，为求进一步治疗，而入住我院。

既往史：糖尿病病史 1 年，最高达 19.0mmol/L，平素口服降糖药物控制尚可。否认冠心病及高血压病史，否认肝炎、结核等传染性病史。无外伤及输血史，无食物药物过敏史。预防接种史不详，系统回顾无特殊。

个人史：生于原籍，久居当地，未到过疫区及牧区，否认吸烟、饮酒不良嗜好，否认性病冶游史。

家族史：家族中其他成员无类似疾病史，无其他遗传性疾病史，无传染性疾病史。

神经系统体格检查：体温 36.7℃，脉搏 77 次 / 分，呼吸 19 次 / 分，血压 122/76mmHg。神志清楚，双侧瞳孔等大，直径约 2.5mm，对光反射灵敏。颈软，心肺腹查体未见明显异常。四肢肌张力正常，左侧肢体感觉异常，双侧肢体肌力Ⅴ级，双侧肱二、三头肌及膝腱反射正常，双侧巴氏征阴性，Kernig 征阴性。

辅助检查：全脑血管造影三维重建示（河北医科大学第二医院）：基底动脉顶端动脉瘤，大小约 7.9mm×5.8mm，突向上方。

二、初步诊断

1．基底动脉顶端动脉瘤。

2．2 型糖尿病。

三、鉴别诊断

1．动静脉畸形　颅内动静脉畸形破裂出血后血肿也可像高血压脑出血位于深部脑实质内，只是该病多好发于青少年。MRI 可见血肿部位异常流空现象，CTA 或者 DSA 检查可明确诊断。

2．肿瘤　肿瘤增强 CT 和 MRI 上多可见有不同程度上的强化效应肿瘤影像。

四、诊疗经过

术前影像（病例 14 图 1、病例 14 图 2）。

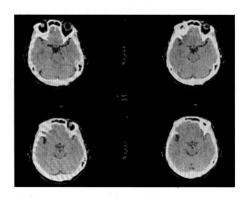

病例 14 图 1　术前头颅 CT

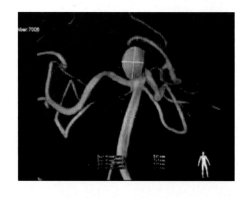

病例 14 图 2　术前头颅 CTA

手术经过：

1. 标记左侧翼点入路（同大脑中动脉瘤）。

2. 切开头皮及皮下组织，铣下额颞骨瓣，磨除蝶骨嵴（病例 14 图 3）。

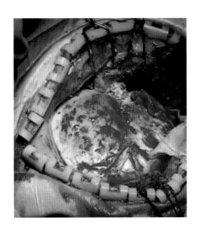

病例 14 图 3　磨除蝶骨嵴

3. 剪开硬膜直至颅底（病例 14 图 4）。

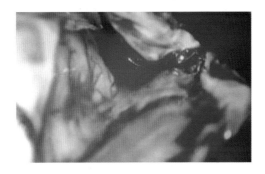

病例 14 图 4　沿侧裂剪开硬膜

4. 仔细分离侧裂血管后暴露颈动脉池，释放脑脊液促使脑压下降（病例 14 图 5）。

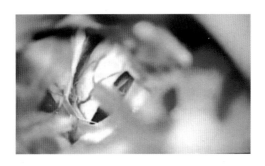

病例 14 图 5　释放脑脊液

5．于第二间隙及第三间隙充分暴露基底动脉及双侧大脑后动脉（病例14图6）。

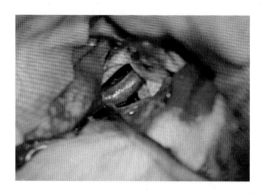

病例14图6　充分暴露基底动脉及其分支

6．瘤颈剥离子仔细剥离瘤颈,阻断基底动脉,沿基线夹闭基底动脉顶端动脉瘤（病例14图7）。

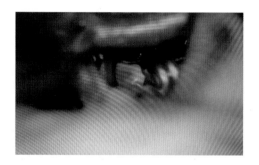

病例14图7　暴露基底动脉顶端动脉瘤并夹闭

7．剪除动脉瘤，未见出血，确认动脉瘤夹闭完全（病例14图8）。

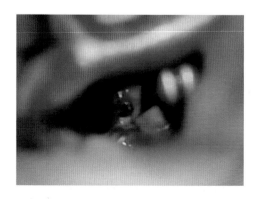

病例14图8　瘤颈剥离子仔细剥离动脉瘤周围粘连组织及蛛网膜

8．探查脉络膜前动脉保留完整（病例14图9）。

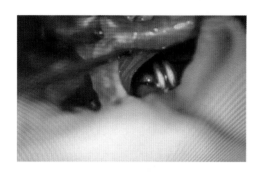

病例 14 图 9　沿动脉瘤瘤颈基线夹闭动脉瘤

9．探查对侧大脑后动脉及分支完整（病例14图10）。

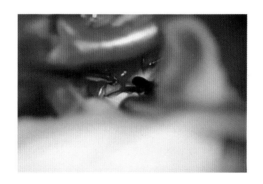

病例 14 图 10　调整后完全夹闭破裂动脉瘤及小动脉瘤

10．ICG 造影提示动脉瘤夹闭完全，常规关颅。

11．术后复查头颅 CT 及 CTA（病例14图11、病例14图12）。

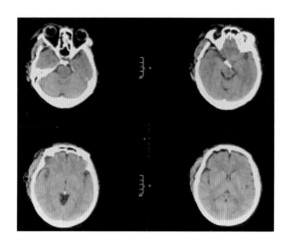

病例 14 图 11　术后复查头颅 CT

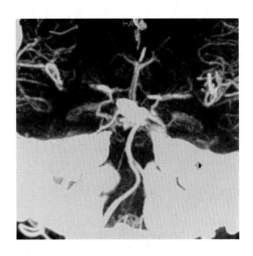

病例 14 图 12　术后复查头颅 CTA

五、讨论

针对手术，进一步了解解剖相关知识，阻断基底动脉顶端的技术挑战涉及脚间池内部和周围复杂的解剖，以及通过狭窄的间隙进行解剖的深度，这是保证这些损伤安全所必需的。脚间池内蛛网膜下腔位于斜坡和后斜突前部，颞叶内侧和幕缘外侧，后脑脚，乳头体和后穿物上。基底动脉末端直径为 2.7～4.3mm，位于颈内动脉后侧 15～17mm。这种接近颈内动脉瘤提供了一个基础，以寻求一个跨三段式的方法来处理这些动脉瘤。基底动脉在其分叉处的近端可产生双侧小脑上动脉（SCAS）。

大脑后动脉起源于基底动脉分支。它们通常有 2～3mm 的直径。PCA 从基底分叉到与后交通动脉（PComA）的交界处（P1 段）的大小取决于 PComA 对远端 PCA 血流的贡献程度。胎儿型 PCA 意味着 P1 是一条残留带，所有 PCA 血流来源于颈动脉。丘脑动脉的显示和保存是手术中必不可少的一步。这些关键穿支来自基底干后侧、P1 近端段和 PComA，与这一区域最密切相关的脑神经是动眼神经，它穿过足底间池内的 PCA 和 SCA 之间的间隙。

针对入路，跨段暴露为颈动脉瘤提供了良好的显示效果，其位置介于蝶鞍中段深度和比后斜突高 1cm 的线之间。低位基底动脉顶端动脉瘤最好通过颞下入路。极高的动脉瘤很难接近，但最好是通过颈动脉分叉上方的跨段动脉瘤治疗。眶颧骨截骨术在治疗高动脉瘤时是有帮助的，因为外科医生的视线可以使角度更好。几种手法包括钻孔后斜面对低洼病变，已被描述，以解决在跨段暴露期间所遇到的解剖问题；此外，还描述了一种跨海绵体的方法。

对于复杂的基底动脉瘤患者，要想获得成功的结果，就需要经过深思熟虑的诊断检查，仔细准备和制订战略计划，并对正常神经解剖学和患者的具体解剖变量进行详细的显微外科治疗。

参考文献

[1]Batjer HH，Frankfurt AI，Purdy PD，et al.Use of etomidate，temporary arterial occlusion，and intraoperative angiography in surgical treatment of large and giant cerebral aneurysms.J Neurosurg，1988，68：234-240.

[2]Bendok BR，Getch CC，Malisch TW，et al.Treatment of aneurysmal subarachnoid hemorrhage.Semin Neurol，1998，18：521-531.

[3]Bendok BR，Getch CC，Parkinson R，et al.Extended lateral transsylvian approach for basilar bifurcation aneurysms.Neurosurgery，2004，55：174-178.

[4]Ciacci J，Bendok B，Getch C，et al.Pterional approach to distal basilar aneu-rysms via the extended lateral corridor：PAVEL.Tech Neurosurg，2000，6：221-227.

病例 15

神经内镜下左侧基底节区血肿清除术

一、病例简介

一般资料：患者，男，78 岁，汉族，农民。

主诉：突发意识不清 16 小时入院。

现病史：患者缘于 16 小时前无明显诱因突发意识不清，伴有大小便失禁，无呕吐，无肢体抽搐，无发热、寒战，急送当地医院，行头颅 CT 检查提示：左基底节区脑出血，给予降颅压等药物输液治疗后，为求进一步手术治疗，经救护车转运至我院，收治我科。

既往史：既往高血压病史 20 年，最高达 190/90mmHg，平素口服降压药物，具体不详；15 年前因右侧腹股沟斜疝行手术治疗；冠心病病史 5 年，平素口服阿司匹林肠溶片 100mg 1 次 / 天。否认糖尿病病史，否认肝炎、结核等传染性病史，无外伤及输血史，无食物药物过敏史。预防接种史不详，系统回顾无特殊。

个人史：生于原籍，久居当地，未到过疫区及牧区。否认吸烟、饮酒不良嗜好，否认性病冶游史。

家族史：家族中其他成员无类似疾病史，无其他遗传性疾病史，无传染性疾病史。

神经系统体格检查：体温 36.8℃，脉搏 78 次 / 分，呼吸 22 次 / 分，血压 189/100mmHg。GCS 评分：4 分。中度昏迷状态，刺痛无睁眼，肢体处于过伸状态，双侧瞳孔直径不等大，左侧 3.5mm，右侧约 3.0mm，对光反射均消失。颈软无抵抗，心肺腹查体未见明显异常。四肢肌张力稍高，双侧肢体肌力检查不合作，双侧肱二、三头肌、膝腱反射减弱，双侧巴氏征阳性，Kernig 征检查不合作。

辅助检查：头颅 CT（河北医科大学第二医院 2020 年 12 月 11 日）：左侧基底节区脑出血，中线移位明显。

二、初步诊断

1. 左侧基底节区脑出血、脑疝。

2．高血压 3 级（很高危）。

3．冠心病。

4．右侧腹股沟斜疝术后。

三、鉴别诊断

1．颅内动脉瘤 该病也是引起自发性脑出血的常见病因，且发病也是多为中老年人。因为动脉瘤多发生在大血管，所以动脉瘤破裂的常见出血部位在蛛网膜下腔，少部分在脑实质内者也多位于侧裂附近的额叶或颞叶内，少见于基底核或丘脑等处，动脉瘤确诊有赖于进一步脑血管造影。

2．动静脉畸形 颅内动静脉畸形破裂出血后血肿也可像高血压脑出血位于深部脑实质内，只是该病多好发于青少年。MRI 可见血肿部位异常流空现象，CTA 或者 DSA检查可明确诊断。

3．肿瘤出血 该病多是原有神经系统症状基础上突然加重，增强 CT 和 MRI 上多可见有不同程度上的强化效应肿瘤影像。

四、诊疗经过

术前影像（病例 15 图 1）：

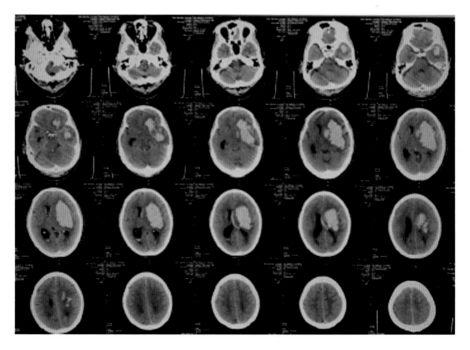

病例 15 图 1 术前影像

手术经过：

1. 标记左额发际内斜切口（或者直切口）（病例 15 图 2）。

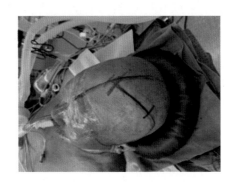

病例 15 图 2　头皮标记及平卧位

2. 切开头皮及皮下组织，暴露骨瓣（病例 15 图 3）。

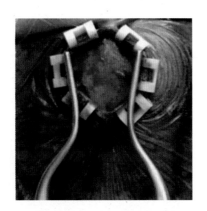

病例 15 图 3　暴露骨瓣

3. 切开硬膜后，电灼无血管区，置入管状脑压板，深度约 7cm（位于血肿长轴的 2/3 左右深度），内镜下轻柔吸除血肿，避免吸除脑组织（病例 15 图 4、病例 15 图 5）。

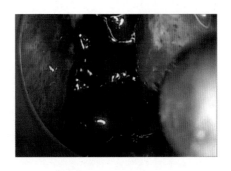

病例 15 图 4　对于责任血管，吸引器吸住提起，单极电凝，再以盐水冲洗后避免粘连再出血

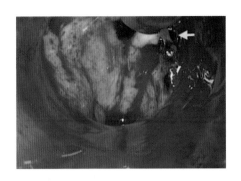

病例 15 图 5　处理责任血管及单极电凝

4. 周围脑组织出血反复压迫后，以止血材料覆盖（病例 15 图 6）。

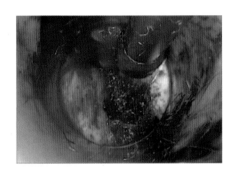

病例 15 图 6　反复压迫后填塞止血材料

5. 血肿腔留置引流管一根，骨瓣复位，以固定材料固定（病例 15 图 7）。

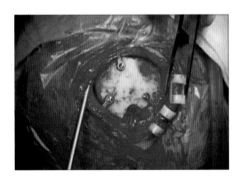

病例 15 图 7　血肿腔留置引流管，骨瓣复位

术后复查头颅 CT（病例 15 图 8）：

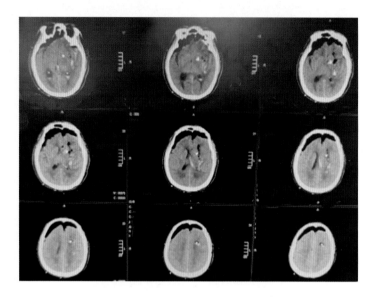

病例 15 图 8　术后复查头颅 CT

五、讨论

1. 神经内镜在脑出血中的发展过程　神经内镜治疗高血压脑出血初次使用是在 1983 年，Auer 等以自制的内镜管为通道，通过摄像机清除血肿，该方法虽然存在许多问题，却是神经内镜在高血压脑出血中治疗的雏形。1999 年，Cho 等以不透明钢质作为手术通道和单极电凝止血，并且取得了较好的疗效。2008 年，Kuo 等将工作通道改为透明塑料套。2009 年，徐兴华等自主研发的一款内镜工作系统，不但可以在直视下完成所有操作，而且可以在通道内同时止血，在提高血肿清除率的同时提高止血效果，明显提高幕上脑出血患者的预后。除了应用新型内镜手术通道外，近年来，立定定向技术、术中 B 超、手机 App 软件（3D-slicer 软件）、神经导航也被应用到内镜下清除脑内血肿的定位和穿刺中，大大提高了脑内血肿定位的准确性及穿刺的安全性。与微创穿刺技术比较，在透明通道的支持下，神经内镜具有操作的可视化，视野大，图像清晰，可以帮助术者在直视的条件下清除脑内血肿，随着通道的方向调整，血肿的清除和血肿腔内的止血更加彻底；此外，由于神经内镜透明通道的保护，对脑组织的牵拉相对于显微镜下的血肿的清除更平稳和均匀，减少了对脑组织的创伤。

2. 神经内镜下治疗高血压脑出血的方法

（1）CT 引导下神经内镜辅助脑内血肿清除术：术前 CT 检查，经眶耳线扫描，通过 CT 的层厚计算血肿最大横切面的位置，软尺通过前额正中线定位血肿最大切面距头皮最短距离投影点，沿该点设计小骨窗开颅，在神经内镜直视下清除脑内血肿并止血，术毕行硬脑膜缝合与骨瓣复位。其优点是定位简单经济和术前节约时间，只需要放射科行眶耳线头部 CT 扫描帮助术者定位，缺点是定位精确度差，头颅 CT 扫描时的体位和术前体位有一定误差，术者需要一定的手术经验，术中才能准确的找到血肿并彻底清除。

（2）立体定向引导下的神经内镜辅助脑内血肿清除术：患者于病房内接受局部麻醉，安装定向仪，转运至 CT 室扫描定位，确定血肿最大截面为靶平面，靶点为血肿中心，测定靶点坐标回至手术室，全麻下常规小骨窗开颅，在透明通道下通过神经内镜清除脑内血肿并彻底止血，术毕原位缝合硬脑膜及还纳骨瓣。本方法操作过程略复杂，需要术前复查 CT 及患者转运，术中有立体定位仪阻挡手术操作，但血肿定位较准确，有立体定位仪做参照，术者更容易找到血肿及彻底清除。查辉光等对 28 例高血压脑出血的患者，采取此方式的手术，术后显示其是一种定位精确、微创、安全、血肿清除率较高和疗效较好的治疗方法。

（3）B 超引导神经内镜辅助脑内血肿清除术：术前 CT 及颅内血肿 B 超检查，在头皮标记颅内血肿的体表投影。在全麻下根据颅内血肿的体表投影，常规小骨瓣开颅，暴露硬脑膜，采用探头明确血肿及血肿浅部血管，实时 B 超定位，判断血肿穿刺通道最佳位置，剪开并悬吊硬脑膜，在神经内镜下清除血肿，术毕使用 B 超再次确认血肿清除程度，术毕原位缝合硬脑膜及还纳骨板。本方法的优点是可以通过 B 超实时监控血肿和调整手术方案，关颅前可以再次确认血肿是否清除彻底及术区有无新鲜出血，缺点是术前的 B 超有颅骨遮挡，同时需要超声科专业人员协助手术，术者需要具备一定的 B 超知识方能完成手术。郭勇等将 150 例高血压脑出血患者随机分为 B 超辅助神经内镜组与开颅血肿清除组各 75 例，两组对高血压脑血患者均实现了有效治疗，但与开颅血肿清除术组比较，B 超辅助神经内镜组明显减少患者术中的失血量，提高了患者的预后及减少了术后的并发症。

（4）导航引导下神经内镜辅助脑内血肿清除术：术前于头部拟手术区域附近贴上 Maker，标记为导航注册点，并行头颅 CT 薄层扫描，并将扫描数据输入导航系统。全麻下三钉头架固定头部并安装导航系统，按体表标记点注册导航系统，观察血肿投影范围，进行入路规划，行小骨窗开颅，在神经导航引导下置入工作通道，通过神经内镜清除颅内血肿。术毕，彻底止血，缝合切口。本方法术前可以准确定位血肿位置，但明显增加治疗费用，且多次转运患者增加风险。而且随着血肿清除后脑组织的移位，导航定位欠准确，在清除血肿的过程中，仍需要术者一定经验或结合术中 B 超实时定位血肿，帮助术者彻底清除血肿。姚瀚勋等将其与小骨窗开颅血肿清除术比较，其中导航组 37 例，小骨窗开颅组 45 例，导航辅助下明显提高高血压脑出血治愈率。

（5）3D-Slicer 软件联合手机 APP 的虚拟现实技术辅助神经内镜辅助脑内血肿清

除术：术前于患者额颞顶部粘贴三个 Marker 并行头颅 CT64 层薄层扫描，将 CT 扫描所得 DICOM 数据拷贝到安装有 3D-Slicer 软件的电脑中建立颅骨及血肿三维模型，在虚拟的颅内血肿上设计手术路径，测定穿刺角度及深度并通过邮件或微信导入普通智能手机。患者全麻后仰卧位，保持头部矢状面垂直水平面并头托固定，在手机上开启摄像头或使用投影仪将颅骨及血肿 3D 模型利用投影技术与患者头部 Marker 匹配，用标记笔画出血肿在体表投影，穿刺方向及穿刺深度。以血肿距体表投影最近点为中心设计切口，常规小骨窗开颅，手机陀螺仪辅助定位穿刺角度，经血肿中心距头皮最短距离点精准植入工作鞘至血肿中央区域，神经内镜通过工作鞘在直视清除血肿。本方法虽然术前需多次转运患者，但术前能够模拟出血肿在颅内的立体图像，并通过手机等方式投影到头皮表面，手术定位更加准确，术者在虚拟模拟现实技术下设计手术切口，同时软件辅助更加经济，缺点是术者需要对软件进行培训，掌握软件的使用方法，术者仍需一定的经验方能彻底清除血肿。伍学斌等将利用 3D-Slicer 辅助神经内镜血肿清除术与 CT 引导下血肿微创软通道穿刺引流术进行比较，显示利用 3D-Slicer 软件可以为高血压脑出血神经内镜微创手术治疗提供快速、准确的手术前定位。

（6）3D 打印技术有望在神经内镜治疗高血压脑出血中应用：此外，杜国然等将 3D 打印与硬通道穿刺相结合，进行中等量基底核区高血压脑出血患者的治疗。若该方法运用在神经内镜中可同样简化手术步骤，降低手术难度，提高手术准确度，有效缩短患者住院时间和提高患者的预后，但有待进一步研究。

3. 总结　目前，在基底核区脑出血患者的治疗中，局部麻醉下微创穿刺有简单快捷、损伤小等优点，但不能在直视下操作和有效止血，虽然能达到减压的目的，但血肿的清除不能得到有效的保证，甚至有时会出现穿刺方向和深度的偏离，并且需要留置引流管，反复注尿激酶引流血肿，有造成颅内感染的风险；开颅显微血肿清除手术采用较小的皮质切口在直视下清除血肿，但是其视野相对较小，通常对血肿周围水肿脆性的脑组织牵拉不均匀，并且存在视野的死角，对深部血肿清除及止血较困难。神经内镜血肿清除术具有以下优点：①抵近观察，多角度操作。神经内镜可以利用其 0°、30°、45° 等多角度镜及其良好的照明，对于脑深部结构进行充分暴露和观察，进一步提高了血肿清除效率及止血效果，从而降低了患者术后的致残率和病死率；②减少牵拉的损伤，与显微开颅血肿清除术比较，神经内镜在透明通道的支持和保护下，术中具有更大的操作性，对脑组织的牵拉相对于显微镜下的血肿的清除更平稳和均匀，减少了对脑组织的创伤。此外，近年来立体定向技术、术中 B 超、手机 App 软件（3D-Slicer 软件）、神经导航也被应用到内镜下清除脑内血肿的定位和穿刺中，大大提高了脑内血肿定位的准确性及穿刺的安全性，有效避免血肿定位和穿刺的偏差。

在神经内镜治疗高血压脑出血中，除了各种新技术的辅助使神经内镜更加精准地清除血肿，在减少脑组织的创伤的同时，胡荣等提出了以白质纤维束为保护靶点的神经内镜技术，在神经导航的辅助下，经额经血肿长轴，沿神经纤维走形到达血肿区域清除血肿，最大限度的保护白质纤维束，从而提高患者的生活质量，减少致残率。此外，结合杜国然等将 3D 打印与硬通道穿刺相结合的研究，说明 3D 打印技术也可在神经内镜中得到更多的应用，进而提高脑内血肿定位的准确性及穿刺的安全性。另外，神经内镜除了在基底节区脑内血肿清除中的得到应用，还可以在脑室内血肿及小脑血肿的清除中得到进一步探索。

神经内镜下脑内血肿清除术较微创穿刺及开颅清除血肿具有明显的优势，但更确切的手术疗效比较需要等待多中心的临床研究。术者在选择何种入路的前提是需要结合各自医院的设备以及患者情况个体化选择，减少围术期并发症，尤其是避免再出血，同时结合辅助设备，确保手术精准度，降低手术风险。

参考文献

[1]Liu L, Wang D, Wong KS, et al. Stroke and stroke care in China huge burden, significant workload, and a national priority. Stroke, 2011, 42（12）：3651-3654.

[2]周良辅. 现代神经外科学 2 版. 上海：复旦大学出版社，2015：1004-1008.

[3]中华医学会神经外科学分会，中国医师协会急诊医师分会，国家卫生和计划生育委员会脑卒中筛查与防治工程委员会. 自发性脑出血诊断治疗中国多学科专家共识. 中华神经外科杂志，2015，31（12）：1189-1194.

[4]周林，崔大明，高亮. 30～50ml 基底核脑出血的手术时机及微创治疗. 医学综述，2017，23（19）：3827-3831.

[5]Cho DY, Chen CC, Chang CS, et al. Endoscopic surgery for spontaneous basal ganglia hemorrhage：comparing endoscopic surgery, stereotactic aspiration,and craniotomy in noncomatose patients.Surg Neurol,2006,65（6）：547-555.

[6]Auer LM, Deinsberger W, Niederkorn K, et al. Endoscopic surgery versus medical treatment for spontaneous intracerebral hematoma：a randomized study.Neurosurg, 1989, 70（4）：530-535.

[7]Kuo LT, Chen CM, Li CH, et al. Early endoscope-assisted hematoma evacuation in patients with supratentorial intracerebral hemorrhage：case

selection, surgical technique, and long-term results.Neurosurg Focus, 2011, 30（4）：E9.

[8]Xu X, Chen X, Li F, et al.Effectiveness of endoscopic surgery for supratentorial hypertensive intracerebral hemorrhage：a comparison with craniotomy.Neurosurg, 2018, 128（2）：553-559.

[9]郑一科，赖勇，苏瑞林.立体定向引导下的前额锁孔入路神经内镜血肿清除术治疗高血压基底节区脑出血的临床价值研究.中国医学创新, 2018, 15（15）：64-67.

[10]周亮.B超引导神经内镜微创手术对高血压脑出血术后的影响.实用中西医结合临床, 2018, 18（4）：58-59.

[11]伍学斌，康强，李敏，等.3D-Slicer联合sina软件辅助神经内镜微创手术治疗高血压脑出血的疗效观察.中国脑血管病杂志, 2018, 15（3）：134-139.

[12]黄伟，郭凤，冯波，等.3D-Slicer软件辅助神经内镜手术治疗高血压性脑出血的疗效.中国临床神经外科杂志, 2018, 23（8）：547-548, 551.

[13]罗明，段发亮，吴京雷，等.神经导航下内镜手术治疗不典型自发性脑出血14例.中国临床神经外科杂志, 2017, 22（1）：40-41.

[14]姚晓辉，张世渊，成睿，等.神经导航及内镜下小骨窗治疗高血压脑出血.国际神经病学神经外科学杂志, 2017, 44（5）：455-458.

[15]陈国坚，朱道平，卢智，等.CT引导下应用软通道锥颅技术治疗高血压脑出血25例.中国现代药物应用, 2018, 12（11）：36-38.

[16]王小平，肖越勇.CT导航技术及其临床应用研究进展.国际医学放射学杂志, 2012, 35（1）：66-69.

[17]查韡光，付相平，李安民，等.CT引导立体定向神经内镜手术治疗高血压性脑出血.中国临床神经外科杂志, 2006, 11（5）：285-287.

[18]郭勇，毛燕丽，胡李琪，等.B超引导神经内镜微创手术治疗高血压性脑出血的临床效果.检验医学与临床, 2018, 15（6）：757-760.

[19]姚瀚勋，夏学巍，肖晶，等.导航辅助神经内镜硬通道技术治疗基底节区高血压脑出血患者的临床疗效.重庆医学, 2018, 47（8）：1055-1057.

[20]阮航，杨国平，罗明，等.经额部和经颞部入路导航辅助下内镜手术治疗高血压性基底节区出血的对比分析.中国临床神经外科杂志, 2017, 22（10）：693-694, 697.

[21]伍学斌，康强，曾胜田，等.3D-Slicer联合Sina软件在高血压脑出血神经内镜手术的应用.中国微侵袭神经外科杂志, 2018, 23（8）：363-365.

[22] 杜国然，李泽福，胡秀玉，等 . 3D 打印技术在高血压性脑出血硬通道穿刺术中的应用 . 中国微侵袭神经外科杂志，2017，22（3）：137-138.

[23] 胡荣，冯东侠，冯华 . 神经导航下以白质纤维束为保护靶点的脑出血内镜下精准微创清除术 . 中华神经创伤外科电子杂志，2017，3（3）：188-189.

[24] 郭强，李斌 . 神经内镜微创手术与颅骨钻孔脑室外引流治疗脑室出血的疗效比较 . 中国药物与临床，2017，17（8）：1211-1214.

[25] 杨彦龙，常涛，高立，等 . 神经内镜辅助与枕下开颅血肿清除术治疗高血压小脑出血疗效比较 . 中国神经精神疾病杂志，2017，43（8）：453-457.

病例 16

右侧颈内动脉 C$_7$ 段血泡样动脉瘤切除原位吻合术

颈内动脉血泡样动脉瘤（blood blister-like aneurysm, BBA）是指位于床突以上颈内动脉非分叉部位的小的宽基底动脉瘤，其瘤壁菲薄、较脆，无明确瘤颈。BBA占颅内破裂动脉瘤的 0.4% ~ 2.7% 及破裂颈内动脉动脉瘤的 0.9% ~ 9.4%。虽然其是引起蛛网膜下隙出血的较罕见原因，但是由于其破裂后并发症发生率较高、普通血管造影很难发现以及病变处理有较大挑战性，因此引起临床广泛关注。

颈内动脉血泡样动脉瘤常见于颈内动脉海绵窦段、床突旁段与大脑前动脉远端，而在囊性动脉瘤好发位置（颅内动脉分叉处）较为少见。这一发病部位的特点可归结于创伤性颅内动脉瘤独特的发病机制。闭合性颅骨损伤后的颅底骨折可损伤颅底动脉，引起颈内动脉海绵窦段、床突旁段动脉瘤，而局部暴力使血管与硬膜结构发生相对位移而碰撞也可引起颅内远端动脉的动脉瘤，可多数患者在伤后急性期可能并无明显的神经功能损害，少数患者会出现视物模糊、眼球活动受限、眼睑卜垂等颅神经损伤症状，但 2 ~ 3 周动脉瘤破裂风险极高，可能突发不明原因的严重迟发性颅内出血、蛛网膜下隙出血或鼻、眼部反复出血，尽早手术治疗较保守治疗可能对患者预后受益更大。创伤性颅内动脉瘤多数属于假性动脉瘤，既缺少真性动脉瘤所具有的完好血管壁，又没有与载瘤动脉所连通的完整瘤颈，增加了手术夹闭的难度，而血管内栓塞被认为更适合于创伤性颅内动脉瘤的治疗，但目前血管内治疗创伤性颅内动脉瘤报道的病例数不多，尚缺乏足够的临床证据支持其疗效优于传统手术治疗手段。

一、病例简介

一般资料：患者，男，28 岁，汉族，农民。

主诉：车祸致伤后意识不清 2 小时。

现病史：患者缘于 2 小时前车祸后意识不清，致伤头部及口鼻出血，伴有恶心、呕吐，呕吐物为血性胃内容物，无肢体抽搐，伴有大小便失禁，急送当地医院，行头颅 CT

检查提示：蛛网膜下隙出血，给予药物输液治疗后，为求进一步治疗，转院收治我科。

既往史：既往体健，否认糖尿病、冠心病及高血压病史，否认肝炎、结核等传染性病史，无外伤及输血史，无食物、药物过敏史。

个人史：生于原籍，久居当地，未到过疫区及牧区，否认吸烟、饮酒不良嗜好，否认性病冶游史。

家族史：家族中其他成员无类似疾病史，无其他遗传性疾病史，无传染性疾病史。

神经系统体格检查：体温 36.9℃，脉搏 53 次 / 分，呼吸 16 次 / 分，血压 116/75mmHg。GCS：5 分，浅昏迷状态，左侧瞳孔直径约 5.0mm，对光反射消失，右侧瞳孔直径约 2.5mm，对光反射迟钝。颈抵抗，心肺腹查体未见明显异常。四肢肌张力稍高，双侧肢体肌力检查不合作，双侧肱二、三头肌、膝腱反射正常，双侧巴氏征阳性，Kernig 征检查不合作。

辅助检查：头颅 CTA（河北医科大学第二医院）：左侧颈内动脉 C_7 段内壁动脉瘤形成，横轴位测量病变大小约 8.2mm×7.8mm，病变以较窄基底与载瘤动脉相连。头颅 CT 示蛛网膜下隙出血，脑室内积血，颌面部多发骨折。

二、初步诊断

1. 左侧颈内动脉 C_7 段血泡样动脉瘤。

2. 蛛网膜下隙出血。

3. 颌面部多发骨折。

三、鉴别诊断

1. 动静脉畸形　颅内动静脉畸形破裂出血后血肿也可像高血压脑出血位于深部脑实质内，只是该病多好发于青少年。MRI 可见血肿部位异常流空现象，CTA 或者 DSA 检查可明确诊断。

2. 真性动脉瘤出血　动脉瘤多位于颈内动脉一侧，分叉处多见。

四、诊疗经过

术前影像（病例 16 图 1、病例 16 图 2）：

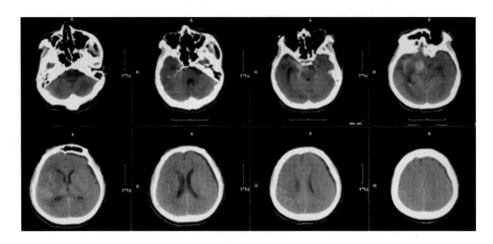

病例 16 图 1　术前头颅 CT

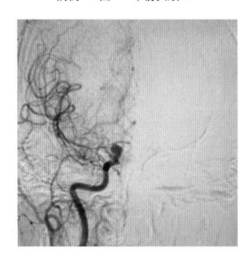

病例 16 图 2　术前头颅 DSA

手术经过（标记及开颅过程同大脑中动脉瘤夹闭术）：

1．暴露颈内动脉 C_7 段及视神经，可见大量血凝块覆盖，粘连严重（病例 16 图 3）。

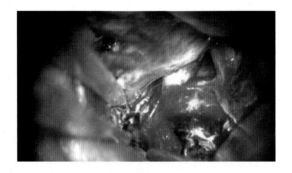

病例 16 图 3　暴露颈内动脉 C_7 段

2．瘤颈剥离子轻柔分离颈内动脉周围粘连带，以便于阻断，暂不分离血凝块处，避免动脉瘤破裂出血（病例 16 图 4）。

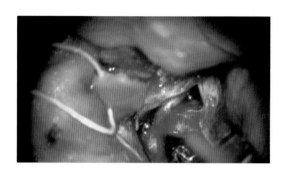

病例 16 图 4　剥离子分离周围组织

3．优先阻断颈内动脉近心端（病例 16 图 5）。

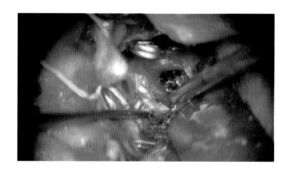

病例 16 图 5　阻断颈内动脉近心端

4．仔细分离后，阻断大脑前动脉及大脑中动脉，后再分离动脉瘤处血凝块（病例 16 图 6）。

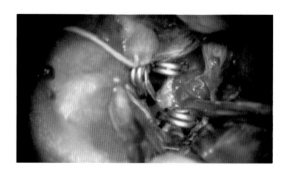

病例 16 图 6　阻断远心端血管 MCA 及 ACA

5. 暴露颈内动脉 C_7 段动脉瘤破裂口，其周围血凝块（即为术前影像所示窄颈血泡样动脉瘤，此处得以证实）（病例 16 图 7）。

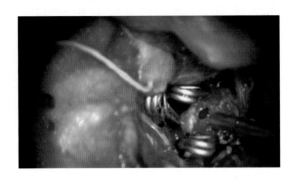

病例 16 图 7　暴露动脉瘤破裂口

6. 暴露颈内动脉 C_7 段动脉瘤破裂口双侧边界，以备缝合（病例 16 图 8）。

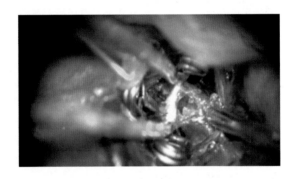

病例 16 图 8　暴露破裂口双侧边界

7. 5-0 缝合线缝合破裂口，撤掉阻断夹，未见漏血（病例 16 图 9）。

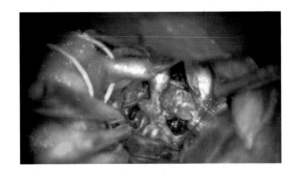

病例 16 图 9　缝合破裂口及撤掉阻断夹

8. 以一条状筋膜包裹已缝合破裂口，以 2 枚动脉瘤夹夹闭，防止复发（病例 16 图 10）。

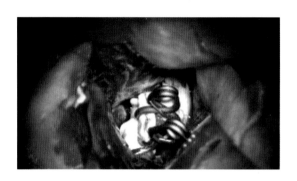

病例 16 图 10　缝合破裂口及撤掉阻断夹

9. 常规关颅。

五、讨论

颈内动脉血泡样动脉瘤治疗的目的主要是预防动脉瘤破裂后的颅内出血。显微夹闭术、搭桥孤立术及血管内治疗都是目前动脉瘤治疗中常用的手段。在 20 世纪 90 年代之前，文献报告的创伤性颅内动脉瘤多是由于火器或锐器穿透伤造成，多发生于皮层分支动脉，易于暴露，可直接夹闭或孤立动脉瘤，而目前所常见的创伤性动脉瘤常常继发于闭合性脑损伤，载瘤动脉多为颅底动脉主干，位于脑深部，分离暴露困难。如前文所述，颈内动脉血泡样动脉瘤多属于假性动脉瘤，缺失真正的瘤颈与瘤体，瘤壁和瘤颈多由机化的血凝块和纤维组织构成，与周围组织粘连严重，术中分离暴露的过程容易诱发出血；同时在夹闭或孤立过程中可能造成瘤颈撕裂（脱），引发术中大出血，而不得不牺牲载瘤动脉。

由于近年来介入技术的进步，血管内治疗逐渐广泛应用于颈内动脉血泡样动脉瘤的栓塞治疗中。由于颈内动脉血泡样动脉瘤缺少完整的血管壁，血肿吸收机化后，填塞物可能发生移位，造成动脉瘤的原位复发，目前最常用的单纯弹簧圈填塞并不适用。学者不断尝试应用并改进支架辅助弹簧圈栓塞、覆膜支架及血流导向装置（低孔率支架）等技术治疗创伤性颅内动脉瘤。2012 年，Amenta 等首次报道应用血流导向装置 Pipeline 成功栓塞一例鼻内镜手术诱发的创伤性假性动脉瘤，4 个月后的 CTA 检查证实：血流导向装置有效实现了损伤血管的管腔内重建，而未影响其他穿支血管的血流，但血流导向装置应用于动脉瘤治疗的局限性在于它尚无法实现动脉瘤的立即栓塞，完全的栓塞可能需要数周时间，这期间可能发生动脉瘤术后再破的风险。

参考文献

[1]Doorenbosch X, Harding M. Primary treatment of a blood-blister-like aneurysm of the internal carotid artery with Guglielmi detachable coil embolisation. J Clin Neurosci, 2008, 15：1276-1279.

[2]Chen Z, Zhang J, Miao H, et al.Delayed rupture of iatrogenic cerebral pseudoaneurysms after neurosurgical procedures：report of two cases.Clin Neurol Neurosurg, 2013, 115（8）：1552-1554.

[3] 李钢，陈宏尊，刘成业，等．颅内创伤性假性动脉瘤的诊断及治疗．中华神经创伤外科电子杂志，2016，2（5）：271-277.

[4] 王宏，焦德让，只达石．创伤性颅内动脉瘤．中华神经外科杂志，2006，22（1）：17.

[5] 张智博，杨鹏飞，黄清海，等．创伤性颅内假性动脉瘤的血管内治疗．介入放射学杂志，2011，20（4）：329-332.

[6]Bavinzski G, Killer M, Knosp E, et al.False aneurysms of the intracavernous carotid artery——report of 7 cases.Acta Neurochir（Wien），1997, 139（1）：37-43.

[7]Cohen JE, Gomori JM, Segal R, et al.Results of endovascular treatment of traumatic intracranial aneurysms.Neurosurgery, 2008, 63（3）：476-485, discussion 485-476.

[8]Phatouros CC, Sasaki TY, Higashida RT, et al.Stent-supported coil embolization：the treatment of fusiform and wide-neck aneurysms and pseudoaneurysms.Neurosurgery, 2000, 47（1）：107-113；discussion 113-115.

[9]Redekop G, Marotta T, Weill A.Treatment of traumatic aneurysms and arteriovenous fistulas of the skull base by using endovascular stents.J Neurosurg, 2001, 95：412-419.

[10]Lopes DK, Jang DK, Cekirge S，et al.Morbidity and mortality in patients with posterior circulation aneurysms treated with the pipeline embolization device：a subgroup analysis of the international retrospective study of the pipeline embolization device.Neurosurgery, 2017，Epub ahead of print.

[11]Amenta PS, Starke RM, Jabbour PM, et al.Successful treatment of a traumatic carotid pseudoaneurysm with the pipeline stent：Case report and review of the literature.Surg Neurol Int，2012，3：160.

病例 17

右侧小脑后下动脉瘤近端阻断加枕动脉 – 小脑后下动脉搭桥术

小脑后下动脉（posterior inferior cerebellar artery，PICA）是椎动脉（vertebral artery，VA）在颅内最大的分支，其走行蜿蜒，主要为延髓背侧、第四脑室和小脑等结构供血。小脑后下动脉瘤是 PICA 局部血管壁异常改变产生的血管瘤样突起，在临床上的发病率比较低，占颅内动脉瘤的 $0.5\% \sim 3\%$。由于 PICA 动脉瘤破裂的比例高，且靠近中、后组颅神经以及脑干和小脑等重要结构，其治疗具有特殊性和复杂性，治疗方式的选择须慎重考虑。

一、病例简介

一般资料：患者女，42 岁，汉族，农民。

主诉：突发头痛伴呕吐 5 小时。

现病史：患者缘于 5 小时前无明显诱因突发头痛，伴有呕吐，无肢体抽搐，无发热、寒战，急送当地医院，行头颅 CT 检查提示：蛛网膜下隙出血，考虑存在动脉瘤可能性，给予降颅压等药物输液治疗后，为求进一步治疗，收治我科。

既往史：既往体健，否认糖尿病、冠心病及高血压病史，否认肝炎、结核等传染性病史，无外伤及输血史，无食物药物过敏史。预防接种史不详，系统回顾无特殊。

个人史：生于原籍，久居当地，未到过疫区及牧区，否认吸烟、饮酒不良嗜好，否认性病冶游史。

家族史：家族中其他成员无类似疾病史，无其他遗传性疾病史，无传染性疾病史。

神经系统体格检查：体温 36.5℃，脉搏 78 次 / 分，呼吸 17 次 / 分，血压 126/78mmHg。HUNT 分级：3。神志蒙眬，刺痛可睁眼，双侧瞳孔等大，直径约 2.5mm，对光反射迟钝。颈抵抗，心肺腹查体未见明显异常。四肢肌张力正常，双侧肢体肌力 V 级，双侧肱二、三头肌及膝腱反射正常，双侧巴氏征阴性，Kernig 征阳性。

辅助检查：头颅 CTA（河北医科大学第二医院）：右侧小脑后下动脉瘤，左侧大脑中动脉瘤。

二、初步诊断

1. 右侧小脑后下动脉瘤。

2. 左侧大脑中动脉瘤。

3. 蛛网膜下隙出血。

三、鉴别诊断

1. 动静脉畸形　颅内动静脉畸形破裂出血后血肿也可像高血压脑出血位于深部脑实质内，只是该病多好发于青少年。MRI 可见血肿部位异常流空现象，CTA 或者 DSA 检查可明确诊断。

2. 肿瘤出血　该病多是原有神经系统症状基础上突然加重，增强 CT 和 MRI 上多可见有不同程度上的强化效应肿瘤影像。

四、诊疗经过

术前影像（病例 17 图 1、病例 17 图 2）：

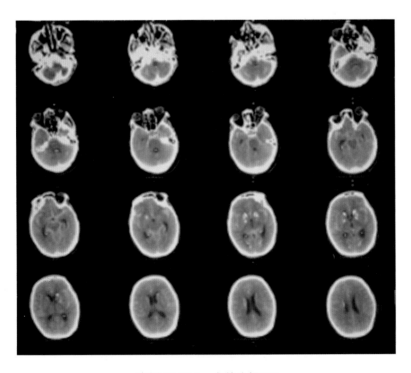

病例 17 图 1　术前头颅 CT

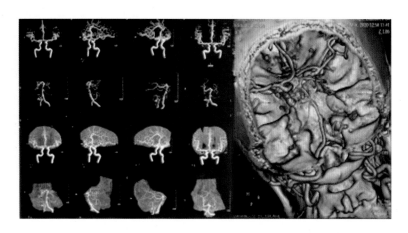

病例 17 图 2　术前头颅 CTA

手术经过（病例 17 图 3）：

1. 标记枕外侧入路及枕动脉走行，常规切开头皮及肌肉，注意保护近心端枕动脉。

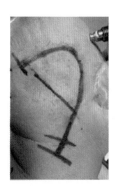

病例 17 图 3　头皮标记及侧卧位

2. 充分游离枕动脉（病例 17 图 4）。

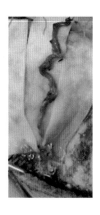

病例 17 图 4　游离枕动脉

3．铣下骨瓣，暴露硬膜，释放枕大池脑脊液，可见血凝块，确认责任动脉瘤位置（病例 17 图 5）。

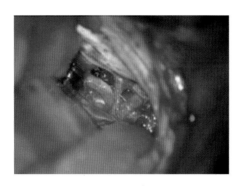

病例 17 图 5　释放枕大池脑脊液

4．沿小脑后下动脉探查，仔细分离周围蛛网膜及粘连组织（病例 17 图 6）。

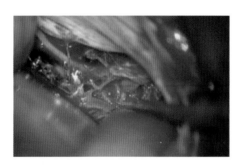

病例 17 图 6　探查责任血管

5．暴露小脑后下动脉瘤，考虑为夹层动脉瘤，夹闭困难，遂行近心端夹闭（病例 17 图 7）。

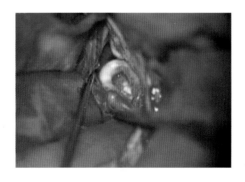

病例 17 图 7　暴露小脑后下动脉瘤

6. 行枕动脉 - 小脑后下动脉皮层血管吻合,以10-0丝线行端侧吻合(病例17图8)。

7. 术中ICG造影显示搭桥血管通畅(病例17图9)。

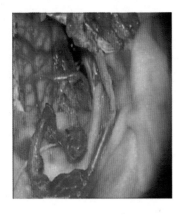 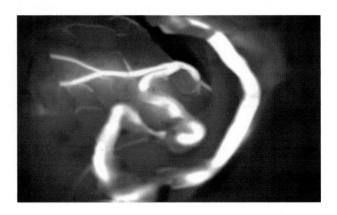

病例 17 图 8　枕动脉 – 小脑后
　　下动脉吻合

病例 17 图 9　术中 ICG 显影

8. 术后复查头颅CT及CTA(病例17图10、病例17图11)。

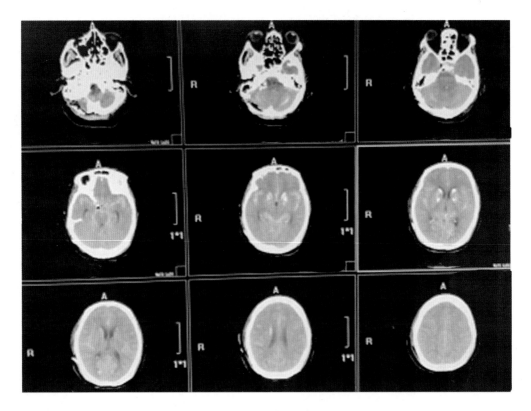

病例 17 图 10　术后复查头颅 CT

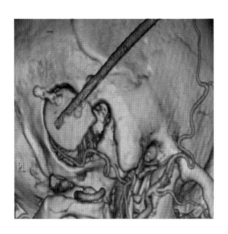

病例 17 图 11　术后复查头颅 CTA

五、讨论

颅内动脉瘤破裂后手术时机是应该早期（出血后 3 天内）手术还是延期（出血 10～14 天之后）手术，目前尚无定论。早期手术的优点是可以防止再出血，延期手术的优点是出血后待病情稳定，脑肿胀减轻，但在等待中再出血的概率增加。颅内动脉瘤破裂后的第 4 天至 4 周处于脑血管痉挛期，手术可加重脑血管的痉挛而造成不良后果，该时期手术出现术后并发症的风险更高。

小脑后下动脉瘤的分段对于指导开颅手术方式的选择意义重大；依照小脑后下动脉的走行以及其与小脑、延髓间的关系，可将其进一步分为远侧段、近侧段以及过渡段；其中远侧段通常无穿支血管，近侧段常常发出脑干穿支血管，而过渡段则有可能存在穿支血管；该种临床分段方式为术中小脑后下动脉的牺牲与否提供了有效的解剖依据。近端和过渡段动脉瘤采用枕下远外侧入路和乙状窦后入路，而远端动脉瘤通常采用枕下后正中入路。但不管采用何种入路，均应充分分离暴露动脉瘤颈及体部，夹闭瘤颈，并尽可能清除积血，保护后组颅神经等重要神经结构。

参考文献

[1]Lister JR, Rhoton AJ, Matsushima T, et al. Microsurgical anatomy of the posterior inferior cerebellar artery. Neurosurgery, 1982, 10：170.

[2]Albert LR. The cerebellar arteries. Neurosurgery, 2000, 47：S29.

[3]Sejkorov A, Petr O, Mulino M, et al. Management of posterior inferior cerebellar artery aneurysms：What factors play the most important

role in outcome ? . Acta Neurochir (Wien)，2017，159：549.

[4] 吴江，张世明，徐峰. 小脑后下动脉的显微解剖研究及其临床意义. 中华外科杂志，2010，48：224.

[5]Ionita CC，Baker J，Graffagnino C，et al. Timing of symptomatic vasospasm in aneurysmal subarachnoid hemorrhage：the effect of treatment modality and clinical implications. J Stroke Cerebrovasc Dis，2010，19（2）：110-115.

[6] 刘汉阳. 小脑后下动脉瘤应用颅内动脉瘤夹闭术治疗的疗效观察. 航空航天医学杂志，2017，28：1029.

[7] 池京洋. 枕下远外侧入路的显微解剖及临床应用研究进展. 黑龙江医学，2018，42：742.

[8] 蔡青，张斌，冯达云. 乙状窦后入路两种骨性标志定位与静脉窦关系的比较. 临床神经外科杂志，2017，39：126.

[9]Pira BL，Sturiale CL，Pepa GMD，et al. Surgical approach to posterior inferior cerebellar artery aneurysms. Acta Neurochir (Wien)，2018，160：295.

病例 18

儿童右颞顶硬膜外血肿清除术

　　创伤性颅脑损伤硬膜外血肿是由于外伤导致颅内出血血液聚集在颅骨与硬脑膜之间形成的血肿，以额部最为常见，且多数为急性，由于患者年龄及出血位置速度不同，患者常常表现为昏迷—清醒—昏迷。外伤是硬膜外血肿的主要原因，且血肿部位多位于着力点或骨折线附近，临床可通过脑血管造影、CT 及磁共振成像（MRI）诊断。

　　在此介绍一例儿童右颞顶硬膜外血肿。

一、病例简介

一般资料：女童，6 岁，汉族，学龄期。

主诉：摔伤头部伴头痛 2 小时入院。

现病史：患者缘于 2 小时前不慎摔伤头部，头痛，伴有恶心、呕吐，呕吐物为胃内容物，无肢体抽搐，无发热寒战，急送本院急诊，行头颅 CT 检查提示：右侧颞顶硬膜外血肿，中线居中，为求进一步行手术治疗，收治我科。

既往史：既往体健，否认糖尿病、冠心病及高血压病史，否认肝炎、结核等传染性病史，无外伤及输血史，无食物药物过敏史。预防接种史不详，系统回顾无特殊。

个人史：生于原籍，久居当地，未到过疫区及牧区。

家族史：家族中其他成员无类似疾病史，无其他遗传性疾病史，无传染性疾病史。

神经系统体格检查：体温 36.8℃，脉搏 97 次/分，呼吸 21 次/分，血压 96/60。神志清楚，左颞顶头皮肿胀，双侧瞳孔正大等圆，对光反射灵敏。颈软，心肺腹查体未见明显异常。四肢肌张力正常，双侧肢体肌力 V 级，双侧肱二、三头肌及膝腱反射正常，双侧巴氏征阴性，Kernig 征阴性。

辅助检查：头颅 CT（河北医科大学第二医院）扫描示：右颞顶硬膜外血肿。

二、初步诊断

1. 右颞顶硬膜外血肿。

2. 右颞顶颅骨闭合性骨折。

三、鉴别诊断

1. 硬膜下血肿　外伤后患者无明显的中间清醒期，CT 表现形状大多呈新月形，可超过颅缝，甚至可占据整个大脑半球的硬膜下腔。

2. 硬膜外脓肿　存在发热及头痛的慢性病程，CT 增强扫描在颅骨与脑之间有时可见一增强带，提示伴有硬膜增厚。

四、诊疗经过

术前影像（病例 18 图 1）：

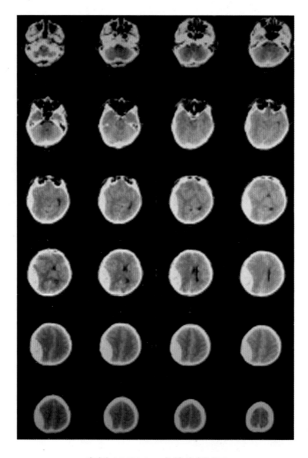

病例 18 图 1　术前头颅 CT

手术经过：

1．标记右侧颞顶瓣。

2．切开头皮及皮下组织，铣下骨瓣，暴露硬膜外血肿（病例 18 图 2）。

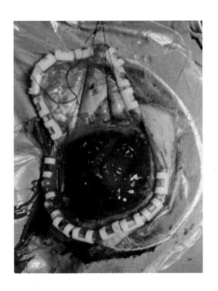

病例 18 图 2　暴露硬膜外血肿

3．吸除硬膜外血肿，悬吊硬膜（必要时切开小口探查硬膜下未见血性脑脊液及血凝块）（病例 18 图 3）。

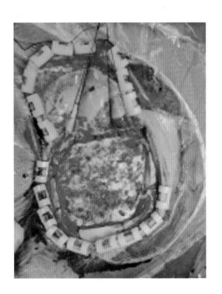

病例 18 图 3　清除硬膜外血肿，悬吊硬膜

4．以耳脑胶整复碎骨片，以便还纳（病例 18 图 4）。

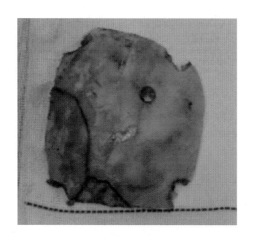

病例 18 图 4　整复碎骨片

5．还纳骨瓣，以 3 套可吸收颅骨锁固定（病例 18 图 5）。

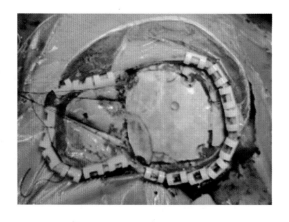

病例 18 图 5　还纳骨瓣

6．常规关颅。

五、讨论

创伤性硬膜外血肿干预方法的选择与患者临床表现、预后、创伤类型、创伤导致的原发性脑损伤程度、硬膜外血肿的大小、血肿的部位以及颅内代偿空间密不可分。小儿创伤性硬膜外血肿的发生原因为摔伤、坠落伤、车祸、打击和产伤等，与成人脑外伤原因相比，小儿脑致伤原因多为低能量创伤，创伤导致的原发性脑损伤程度较轻，故小儿创伤性硬膜外血肿的临床表现往往不典型；另外，小儿生理解剖又具有自身特点：①颅底神经血管出入颅各孔、裂管部分软组织疏松、封闭不严，利于血肿引流；②颅骨外板薄骨折直接与头皮相续，小儿脑组织饱满，脑搏动对血肿的去纤维化作用较成人为强，这些特征均有利于局部硬膜外血肿经过多处的软组织分流，本病例患儿入院后 4 天颜面部出现皮下淤斑就是一个佐证。加之，小儿新陈代谢快，自身修复能力强以及小儿硬膜较薄，毛细血管与血肿接触的间隙变小，也利于血肿的吸收；③婴幼儿时期小儿颅骨发育早于脑部发育，使颅骨与脑组织之间有相对大的代偿间隙。上述解剖和生理学特征都提示临床，在小儿创伤性硬膜外血肿干预方法的选择上应该有别与成人，尤其是单纯从出血量多少评估手术与否。在临床上常见一些大型甚至巨大型硬膜外血肿的病例，因无临床症状或临床症状较轻，经保守治疗后，血肿吸收。也有文献报道，患者因头痛等主诉，行头部 CT/MRI 检查发现硬膜外血肿的机化和钙化。追问病史，患者都有头部外伤史，且因临床症状轻微，未行头部 CT/MRI 检查。上述文献提示，头部外伤后，应常规行头颅 CT 检查，如系小儿，可行低剂量头颅 CT 检查，一经影像学确诊硬膜外血肿，临床需积极综合评估患者情况决定干预方案。保守治疗中，中医药活血化瘀治疗的效果从基础到临床实验已在神经内外科疾病治疗中得到了验证和推广。

参考文献

[1] 傅世龙，袁邦清，魏梁锋. 急性创伤性硬膜外血肿清除术后局部脑损伤进展的影响因素分析. 中华神经医学杂志，2019，18（6）：555-562.

[2] 李瑞春，姜海涛，刘昊，等. 小儿创伤性硬膜外血肿致伤原因及临床特点（附114 例分析）. 陕西医学杂志，2017，46（2）：185-187.

[3] 申汉威，李俊卿，李红星，等. 小儿颅脑损伤的临床特点及治疗分析. 中国临床神经外科杂志，2015，20（4）：231-232.

[4] 朱树干，张成，高鹏，等. 自愈性硬膜外血肿（附 8 例报告）. 山东医科大学学报，1988，（3）：67-68.

[5] 李兰梅，何红梅，苏钰清. 急性硬膜外血肿保守治疗 1 例. 邯郸医学高等专科学校学报，2004，17（6）：577.

[6] 王冲，郝铮，刘伟明，等. 颅脑损伤后硬膜外血肿骨化 1 例报告及文献复习. 吉林大学学报（医学版），2018，44（3）：628-630、697.

[7] 韩怀忠，曹学成，孙桂祥. 硬膜外血肿机化 2 例报告. 中国临床神经外科杂志，2004，9（1）：14.

[8] 龙卫华. 新生儿头颅 CT 低剂量扫描探讨. 河南职工医学院学报，2010，22（2）：123-125.

病例 19

颈动脉内膜剥脱术

一、病例简介

一般资料：患者男，71 岁。

主诉：体检发现颈动脉狭窄 3 年余。

现病史：患者缘于 3 年前体检发现颈动脉狭窄（未见报告单），无恶心、呕吐，无肢体抽搐，无小便失禁，后于当地医院复查颈动脉超声（平乡县人民医院，2018 年 9 月 5 日）：右侧颈总动脉膨大处外延至颈内动脉起始段内外侧壁低回声斑块（高危斑块——溃疡斑）（面积狭窄率约 67%）。左侧颈总动脉膨大处混合回声斑块（面积狭窄率约 87%）。左侧椎动脉起始段走形迂曲。头颅 MRI（平乡县人民医院 2018 年 9 月 5 日）：①左侧额叶腔隙性脑梗死；②双侧脑室边缘及脑灰白质交界多发变性灶，不除外部分腔隙灶；③颅内动脉 MRA 未见明显狭窄；④右侧椎动脉颅内段稍细；⑤右侧大脑后动脉起自颈内动脉。头颅 CTA（平乡县人民医院 2018 年 9 月 5 日）：①左侧颈内动脉分叉处节段性重度狭窄，右侧近中度狭窄；②右侧椎动脉颅内段较细；③右侧大脑后动脉起自颈内动脉。现患者为求进一步诊治而来我院。

既往史：高血压病病史数年，最高达 150/110mmHg，口服硝苯地平治疗，具体用量不详。否认糖尿病病史，否认冠心病病史，否认肝炎、结核等传染病病史，否认手术、外伤及输血史，否认食物及药物过敏史。

个人史：生于原籍，久居当地，未到过疫区及牧区，否认吸烟、饮酒不良嗜好，否认性病冶游史。

家族史：家族中成员无传染病史，无家族遗传病病史。无类似疾病病史。

神经系统体格检查：体温 36.2℃，脉搏 71 次/分，呼吸 20 次/分，血压 104/71mmHg。神清，语利，四肢能遵嘱动作，右侧瞳孔 2.5mm，对光反射灵敏，左侧瞳孔 2.5mm，对光反射灵敏。颈软，无抵抗，心肺腹未见明显异常。四肢肌张力正常，右侧肢体肌力Ⅴ级，左侧肢体肌力Ⅴ级，右侧肱二、三头肌及膝腱反射正常，左侧肱二、三头肌及膝腱反射正常，右侧巴氏征阴性，左侧巴氏征阴性，Kernig 征阴性。

辅助检查：

颈动脉超声（平乡县人民医院 2018 年 9 月 5 日）：右侧颈总动脉膨大处外延至颈内动脉起始段内外侧壁低回声斑块（高危斑块——溃疡斑）（面积狭窄率约 67%）。左侧颈总动脉膨大处混合回声斑块（面积狭窄率约 87%）。左侧椎动脉起始段走形迂曲。

头颅 MRI（平乡县人民医院 2018 年 9 月 5 日）：①左侧额叶腔隙性脑梗死；②双侧脑室边缘及脑灰白质交界多发变性灶，不除外部分腔隙灶；③颅内动脉 MRA 未见明显狭窄；④右侧椎动脉颅内段稍细；⑤右侧大脑后动脉起自颈内动脉。

头颅 CTA（平乡县人民医院 2018 年 9 月 5 日）：①左侧颈内动脉分叉处节段性重度狭窄，右侧近中度狭窄；②右侧椎动脉颅内段较细；③右侧大脑后动脉起自颈内动脉。

二、初步诊断

1. 颈动脉狭窄。

2. 脑梗死。

3. 高血压 3 级（很高危）。

三、鉴别诊断

1. 急性脑梗死　多有脑动脉硬化病史，突发起病，可表现为头痛、恶心、呕吐、意识不清、肢体无力等症状。头颅 CT：发病早期可无表现，24 小时后可表现为颅内低密度影。

2. 脑脓肿　多有感染发热病史，可急性或亚急性起病，多以头痛、恶心、呕吐等颅内压增高为首发症状，严重者可表现为意识不清，肢体偏瘫等症状。头颅 CT：表现为颅内低密度或混杂密度影伴明显水肿，强化呈环形强化影。

四、诊疗经过

TCD 提示：根据探头角度及常规探测规则，探及颈动脉走行及频谱特点如下：

1. 左侧颈总动脉正向血流，流速 $Vs = (42 \sim 46)$ cm/s，频谱形态正常范围。

2. 左侧颈内动脉(考虑为狭窄)负向血流，流速增快，$Vs = 145$cm/s，频谱形态紊乱，伴有涡流、杂音；左颈内动脉（狭窄）远端，$Vs = 42$cm/s，峰型毛糙，相对性低搏动血流频谱改变；声频粗糙。

3. 左侧颈外动脉负向血流，$Vs = (38 \sim 52)$ cm/s，频谱形态大致正常。

4. 在超声引导下，根据血流信号引导，已做好体外标记，仅作为手术参考。

头偏向右侧，取左侧颈部外侧直切口（病例 19 图 1）。

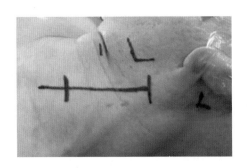

病例 19 图 1　取左侧颈部外侧直切口

头颅 CTA 左侧颈内动脉狭窄（病例 19 图 2）。

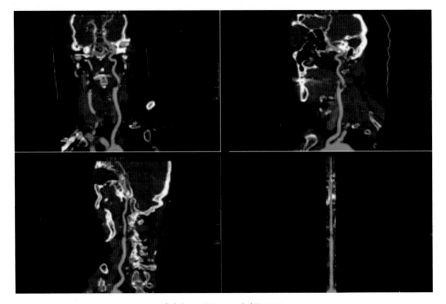

病例 19 图 2　头颅 CTA

切开颈动脉鞘并悬吊，暴露左侧颈总动脉、颈内动脉、颈外动脉及甲状腺上动脉（病例 19 图 3）。

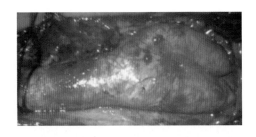

病例 19 图 3　切开颈动脉鞘并悬吊

依次阻断甲状腺上动脉、颈外动脉、颈总动脉及颈内动脉，切开颈动脉血管壁，可见斑块位于颈内动脉起始处，黄褐色，质硬，阻塞大部分血管腔，并见斑块与动脉内膜粘连紧密，术中切除斑块及增厚的动脉内膜（病例 19 图 4）。

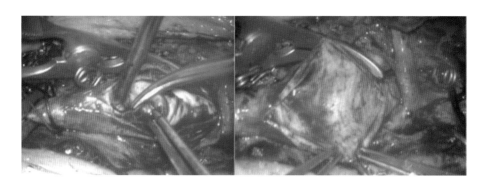

病例 19 图 4　阻断甲状腺上动脉、颈外动脉、颈总动脉及颈内动脉，切开颈动脉血管壁

斑块位于颈内动脉起始处，黄褐色，质硬，阻塞大部分血管腔，并见斑块与动脉内膜粘连紧密，术中切除斑块及增厚的动脉内膜（病例 19 图 5）。

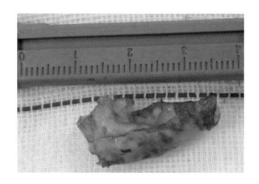

病例 19 图 5　斑块

术后复查 CTA，见病例 19 图 6 所示。

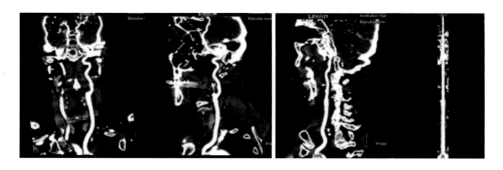

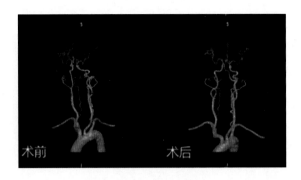

病例 19 图 6　术后复查 CTA

原左侧颈总动脉分叉处——颈内动脉起始处斑块未见显示，相应管腔未见狭窄。

术后处理：给予神经外科 I 级护理，综合心电监护，控制血压，补液等输液治疗，观察病情变化。

五、讨论

各种原因的脑血管疾病发生急性发作称为卒中（stroke）。老年人脑卒中又称脑血管意外，分为缺血性脑卒中和出血性脑卒中，其中缺血性脑卒中占 75%～90%，出血性脑卒中占 10%～15%。缺血性脑卒中是指在任何脑部缺血损伤导致临床上出现神经系统损害持续超过 24 小时，甚至临床症状很轻微，它是造成急性局限性神经损害的最常见原因，而颈动脉硬化狭窄或闭塞是缺血性卒中的最常见病因。

针对性的治疗主要包括药物、颈动脉内膜剥脱手术（CEA）和颈动脉支架成形术（CAS）。颈动脉分叉部的粥样硬化斑块对脑组织的损伤主要有两方面：首先，脑部供血减少；其次，脑栓塞。栓子来源于粥样硬化斑块及其附着的血小板凝块、附壁血栓或胆固醇脱落的碎片。颈动脉内膜剥脱术，目的在于切除增厚的颈动脉内膜粥样硬化斑块，解除颈动脉狭窄，消除脑部栓子的来源，以防止因斑块脱落导致的脑卒中。

术前通过颈动脉多普勒、颅内多普勒、颈动脉 CTA 及脑灌注呈像，对病人的神经功能缺损程度、内科疾病和血管造影表现（Mayo Clinic 标准）进行评估。严格把握手术适应证，根据病变血管残端压、颅内血流量监测及侧支循环建立情况决定是否术中应用转流管技术，以便在无缺血状态下进行颈动脉内膜剥脱，大大降低颅内因高灌注或低灌注引起脑出血、脑卒中的风险。

一项纳入 4414 例患者的颈动脉支架置入术与颈动脉内膜切除术治疗无症状颈动脉狭窄的 Meta 分析显示：与 CAS 相比，CEA 与围术期卒中风险降低、MI 风险增加相关；它不影响无症状颈动脉狭窄患者的死亡风险。在亚组分析中，与 CEA 相比，CAS 有更高的卒中风险，但心肌梗死风险更低。就死亡风险而言，这两种方法近乎是相同的。

参考文献

[1] 王忠诚 . 王忠诚神经外科学 . 武汉：湖北科学技术出版社，2015，809-827.

[2] 崔凤奎，鹿凯，姜国忠，等 . 60 例老年患者行颈动脉内膜剥脱术的临床体会 . 血管与腔内血管外科杂志，2018，4（1）：11-15、32.

[3] 叶原森，李成林，梁海波，等 . 颈动脉内膜剥脱术治疗颈动脉狭窄的疗效分析 . 中国微侵袭神经外科杂志，2018，23（3）：124-126.

[4] Gunel M, Awad IA. Carotid endarterectomy prevention strategies and complications management. Neurosurg Clin N Am, 2000, 11（2）：351-364.

[5] Yuan G, Zhou S, Wu W, et al. Carotid Artery Stenting Versus Carotid Endarterectomy for Treatment of Asymptomatic Carotid Artery Stenosis. Int Heart J, 2018, 59（3）：550-558.

病例 20

三叉神经鞘瘤切除术

一、病例简介

一般资料：患者女，64 岁。

主诉：左侧面部疼痛 20 余天。

现病史：患者 20 余天前情绪激动后出现左侧面部疼痛，以左侧眼周为著，伴下颌部及下牙龈疼痛，呈阵发性，夜间好发，疼痛发作时伴有血压一过性升高，服用降压药、止痛药（具体不详）后可缓解，10 余天前出现左侧听力下降，5 天前出现左眼流泪，无肢体感觉及运动障碍，无大小便失禁，先后就诊于河北医科大学第一医院与河北医科大学第四医院。头颅 MRI 示：左侧听神经鞘瘤（未见报告），现为求进一步诊治而来我院。

既往史：既往心动过缓 40 余年，未经治疗，10 年前因子宫肌瘤于河北医科大学第一医院行子宫切除术（具体不详），腹部遗留长约 10cm 手术瘢痕。否认高血压、冠心病、糖尿病等病史，否认肝炎、结核等传染病病史。无外伤及输血史，无食物药物过敏史。

个人史：生于原籍，久居本地，未到过疫区及牧区，否认吸烟、饮酒不良嗜好，否认性病治游史。

家族史：家族中成员无传染病史，父亲有高血压病史，无其余家族遗传病病史。无类似疾病病史。

体格检查：体温 36.5℃，脉搏 65 次 / 分，呼吸 18 次 / 分，血压 117/66mmHg。神清，语利。双侧瞳孔圆，直径约 3.0mm，对光反射灵敏。颈软无抵抗。心肺腹未见明显异常。四肢肌张力正常，双侧肢体肌力Ⅴ级，双侧肱二、三头肌及膝腱反射正常，双侧巴氏征阴性，Kernig 征阴性。

辅助检查：头颅 MRI（河北医科大学第四医院）示：左侧听神经鞘瘤（未见报告）。

二、初步诊断

1．左侧中、后颅窝占位性病变。

2．继发性左侧三叉神经痛。

三、鉴别诊断

1．脑膜瘤　位于桥小脑角区(CPA)和鞍旁 Meckel 腔部位的脑膜瘤 T_1WI 呈等信号，T_2WI 呈稍高信号，肿瘤信号强度不及三叉神经鞘瘤明显；脑膜瘤多呈椭圆形很少呈哑铃形，增强后可见特征性脑膜尾征。

2．听神经鞘瘤　临床表现为多数患者出现耳鸣、同侧感觉神经性耳聋和平衡障碍。MRI 影像表现与三叉神经鞘瘤相似，但位置偏后、偏低，并有内听道的骨质吸收扩大，呈喇叭口状。听神经鞘瘤多不形成跨颅窝的肿块，并且听神经瘤很少突破中颅窝而进入颞下窝。

3．表皮样囊肿　位于 CPA 区的表皮样囊肿，多以三叉神经刺激症状为首发症状，面听神经损害不明显，CT 为低密度，MRI 可见 T_1 为低或高信号，T_2 为高信号，增强后无明显强化，无骨质变化。

四、诊疗经过

术前头颅 MRI（病例 20 图 1、病例 20 图 2、病例 20 图 3）：

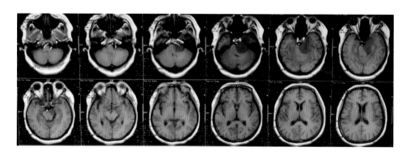

病例 20 图 1　MRI T_1 低信号（轴位）

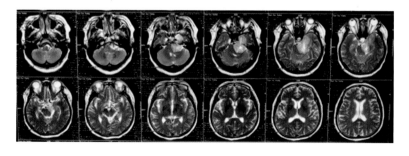

病例 20 图 2　T_2 高信号（轴位）

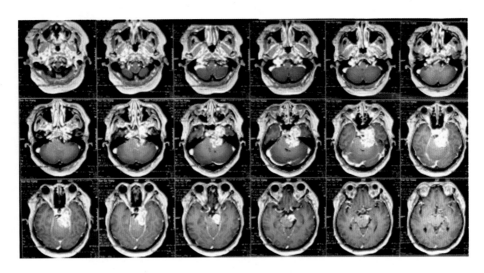

病例 20 图 3　MRI 增强　肿瘤位于中后颅窝，呈现不均匀强化

手术过程（病例 20 图 4 至病例 20 图 8）：

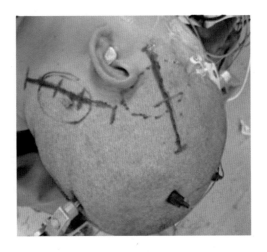

病例 20 图 4　安装头架及术中神经电生理监测电极，标记左颞耳前直切口

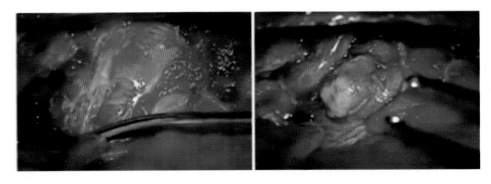

病例 20 图 5　显露肿瘤，分块切除中颅窝肿瘤

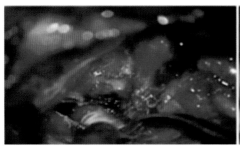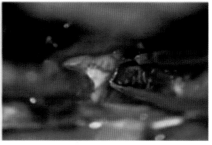

病例 20 图 6　脑干受压，与左侧三叉神经关系密切，显微镜下剪开小脑幕及麦氏囊

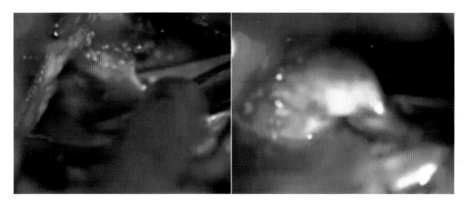

病例 20 图 7　自海绵窦区后缘经小脑幕孔至岩斜区细致分离肿瘤边界，分块全切肿瘤

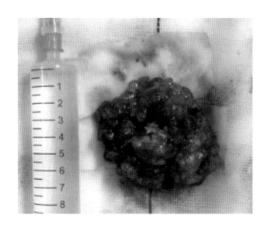

病例 20 图 8　呈色灰红，质韧，血运中等，边界清楚

　　术后处理：给予患者降颅压、激素稳定神经细胞膜、化痰、抑酸、营养神经及补液等治疗。

　　病理结果回报：结合组织形态及免疫表型符合神经鞘瘤。

　　免疫组化结果显示：CD34（血管 +），EMA（-），GFAP（灶 +），Ki-67（+1％），PR（-），S-100（+），Vimentin（+）。

五、讨论

三叉神经鞘瘤是罕见的良性肿瘤，起源于三叉神经的雪旺细胞瘤，占颅内神经鞘瘤的 1%～8%，仅次于听神经瘤，占所有颅内肿瘤的 0.07%～0.36%。极少数病例表明，2 型神经纤维瘤病患者（NF-2）除了更为常见的前庭神经鞘瘤外，三叉神经鞘瘤发病率呈现出上升趋势。其可同时位于硬膜外、硬膜间、硬膜下，累及颅外及前中后颅窝等。发病高峰年龄在 40～50 岁。

三叉神经鞘瘤的临床表现：①面部阵发性疼痛，但其与典型的三叉神经痛不同，表现为持续时间长、缺乏明确扳机点的类似电击样、疼痛。对治疗三叉神经痛的卡马西平和其他神经止痛药效果不佳；②三叉神经功能减退，表现为感觉减退，其主要取决于肿瘤累及的三叉神经分支不同而表现为不同症状。由角膜反射消失导致产生的角膜炎是个重要的体征，表明三叉神经功能出现障碍，因为三叉神经可能在角膜反射中起作用。三叉神经运动支支配咀嚼肌，包括腭帆张肌、二腹肌和下颌舌骨肌。肿瘤对周围神经产生的占位效应，逐渐出现咀嚼肌无力及萎缩；③其他表现：肿瘤位于后颅窝，累及Ⅵ、Ⅶ、Ⅷ颅神经，可能出现复视、面瘫、听力和前庭功能减退，晚期可出现小脑症状、颅高压症状及后组（Ⅸ、Ⅹ、Ⅺ）颅神经症状，易被误诊为听神经瘤；位于中颅窝，视力障碍，动眼神经麻痹、同侧眼球突出现复视，还可压迫颞叶皮质产生幻嗅、癫痫发作；骑跨中、后颅窝，其内侧紧邻中脑、颈内动脉，出现对侧瘫痪、颅内高压及小脑症状。具体分类如下。

手术入路和切除难度高度取决于肿瘤在三叉神经行程中生长的位置。1959 年根据肿瘤累及三叉神经的节段提出了 Jefferson 分类（病例 20 表 1）。Jefferson 分类纲要将肿瘤分为四个类型：①神经根型：肿瘤起源于神经根主要累及后颅窝；②神经节型：肿瘤起源于三叉神经节，主要位于中颅窝；③哑铃型：侵及中后颅窝的较大型肿瘤；④分支型：肿瘤分别累及三叉神经 V1、V2 或 V3 分支。

病例 20 表 1　Jefferson 分类

类型	描述	入路
神经根型	起源于神经根，位于后颅窝	乙状窦后
神经节型	起源于半月节，位于中颅窝	颞下硬膜外 额颞部硬膜外
哑铃型	中、后颅窝均累及	颞下硬膜外 颞下或前方经岩硬膜外 改良经眶颧硬膜外 联合经岩

续表

类型	描述	入路
分支型	累及周围支	改良眶颧
V1	眶部	翼点入路
V2	翼腭窝	颞下硬膜外
V3	颞下窝	

　　而 Gwak 等人依据肿瘤与中后颅窝直径大小比值，分为 4 型：M 型，肿瘤局限于颅中窝；Mp 型，肿瘤主要位于颅中窝；MP 型，肿瘤在颅中后窝均等分布；Pm 型，肿瘤主要位于颅后窝脑池，细长、偶有圆形扩展进入 Meckel 囊。不同分型，临床表现及体征各异，出现相应颅神经症状以及后期压迫脑干，引起对侧肢体活动障碍、颅内压增高等症状。目前依据 Gwak 分型不同，灵活采用 Kawase、乙状窦前和改良翼点—经颞叶—经小脑幕等入路切除。其目的在于尽量避免牵拉脑组织而发生挫伤，充分暴露，保护神经功能，全切除肿瘤。

　　术前除血常规、心电图等常规检查外，还需评估三叉神经的感觉和运动功能，Ⅷ的功能状况，颅底解剖结构，必要时可行腰大池或脑室置管外引流术，以便降低脑张力；术中行电生理监测，有助于神经功能保护。

　　三叉神经鞘瘤与听神经瘤类似手术全切除预示着长期的无瘤生存，若只进行部分切除，常常复发。

　　术中对颅神经的刺激损伤，术后早期可出现三叉神经功能减退，尤其要注意角膜反射，必要时给予眼部护理，预防角膜炎；Ⅲ、Ⅳ和Ⅵ神经受损，出现一支或三支神经麻痹将导致术后复视，一般术后 3 个月可改善。

参考文献

[1]MacNally SP, Rutherford SA, Ramsden RT, et al.Trigeminal schwannomas.Br J Neurosurg, 2008, 22：729-738.

[2] 李峤，段磊，袁国强，等. 骑跨中后颅窝哑铃型三叉神经鞘瘤的手术治疗. 中国耳鼻咽喉颅底外科杂志，2017，23（4）：310-314.

[3]Gwak HS, Hwang SK, Paek SH, et al.Long-term outcome of trigeminal neurinomas with modified classification focusing on petrous erosion.Surg Neurol, 2003, 60（1）：39-48.

病例 21
嗅沟脑膜瘤切除术

一、病例简介

一般资料：患者女，61 岁。

主诉：发现前颅底占位性病变 11 天。

现病史：患者缘于 11 天前因摔伤检查发现前颅底占位性病变，无头痛、头晕，无恶心、呕吐，无幻嗅、幻视，无肢体抽搐，无肢体无力，无大小便失禁，就诊于河北省人民医院，查头颅 MRI（河北省人民医院 2018 年 11 月 4 日）示：前额部骑跨大脑镰脑膜瘤，现为求进一步诊治而来我院。

既往史：既往 11 天前因额部摔伤行清创缝合术，前额可见一长约 8cm 伤口瘢痕；否认高血压病、糖尿病、冠心病病史，否认肝炎、结核等传染病病史，否认手术、外伤及输血史，否认食物及药物过敏史。

个人史：生于原籍，久居当地，未到过疫区及牧区，否认吸烟、饮酒不良嗜好，否认性病冶游史。

婚姻史：已婚，爱人及 1 子 1 女均体健。月经及生育史：孕 2 产 2。

家族史：家族中成员无传染病史，无家族遗传病病史，无类似疾病病史。

神经系统体格检查：体温 36.6℃，脉搏 87 次 / 分，呼吸 20 次 / 分，血压 157/85mmHg。神清语利。双侧瞳孔圆，直径约 3.0mm，对光反射灵敏，颈软无抵抗，心肺腹未见明显异常。四肢肌张力正常，双侧肢体肌力 V 级，双侧肱二、三头肌及膝腱反射正常，双侧巴氏征阴性，Kernig 征阴性。

辅助检查：头颅 MRI（河北省人民医院 2018 年 11 月 4 日）示：前额部骑跨大脑镰脑膜瘤。

二、初步诊断

嗅沟脑膜瘤。

三、鉴别诊断

1. 少突胶质细胞瘤　缓慢起病或突发起病，可表现为头痛、恶心呕吐或抽搐发作，意识不清，耳鸣，视力下降，肢体无力等症状。头颅 CT：质地不均的团块，钙化多见，典型者表现为弯曲条状钙化占肿瘤大部；MRI：T_1 等信号混杂，T_2 高信号，有时强化。

2. 血管外皮细胞瘤　好发于颅底、矢状窦或大脑镰旁、小脑幕等硬脑膜或静脉窦附近，在 CT 上表现为高、等、低密度，边界常较清晰，但表现为低密度影与周围水肿边界不清，在 MRI 上大部分表现为 T_1WI 等、低信号，T_2WI 混杂等、高信号，增强扫面，病灶示不均匀强化，一部分可出现脑膜尾征。

四、诊疗经过

术前头颅 MRI（病例 21 图 1、病例 21 图 2）：

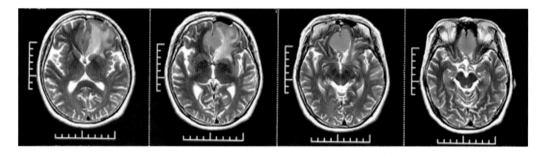

病例 21 图 1　MRI T_2 低信号

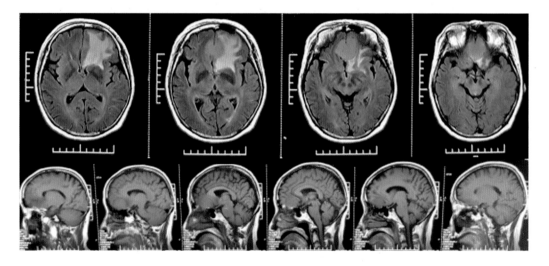

病例 21 图 2　MRI T_1 等信号

铣双侧额瓣，额窦开放，骨蜡封闭，结扎前 1/3 矢状窦（病例 21 图 3）。

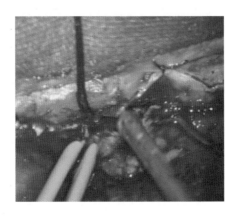

病例 21 图 3　铣双侧额瓣，额窦开放，骨蜡封闭，结扎前 1/3 矢状窦

前颅底红色肿物，突向额，病变大小约 3.5cm×3.0cm×2.5cm，边界清，质韧，血供较丰富（病例 21 图 4）。

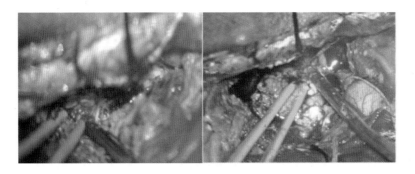

病例 21 图 4　前颅底红色肿物，突向额

离断肿瘤基底，完整切除（病例 21 图 5）。

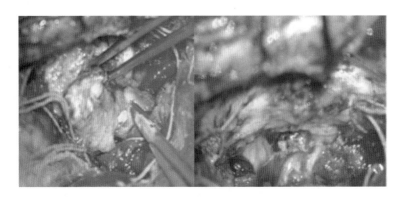

病例 21 图 5　离断肿瘤基底，完整切除

术后处理：给予患者降颅压、化痰、抑酸、营养神经及补液等治疗。

病理结果回报：脑膜瘤 I 级。

免疫组化结果显示：CD34（－），Desmin（部分＋），EMA（－），GFAP（－），Ki-67（＋2％），PR（＋），S-100（－），Vimentin（＋）。

五、讨论

嗅沟脑膜瘤（olfactory groove meningioma，OGM）是起源于嗅神经沟及其筛板附近的蛛网膜帽状细胞，是前颅窝肿瘤的一种，占所有颅内脑膜瘤的 9.1％，中年女性多发。肿瘤常沿中线向颅底双侧生长延伸，向上发展抬高压迫双侧额叶，向后生长可压迫视神经、颈内动脉甚至第三脑室前部。OGM 多为良性肿瘤，生长较缓慢，且位置深，额叶位于相对功能哑区，一侧嗅神经损伤可由对侧代偿，嗅觉异常多不易被察觉，因此嗅沟脑膜瘤起病隐蔽，早期不易被发现，由于各地医疗资源发展不均衡，多数患者以头痛或视力障碍等颅内压增高症状或重要神经功能损伤的表现首诊，故早期临床症状及阳性体征常不明，首发症状至确诊常为 9 个月至 12 年，平均 7.2 年。嗅沟脑膜瘤倾向于临床表现为沉默的良性肿瘤，待症状或其他异常变得明显时，肿瘤已经生长呈大型或巨大型。临床表现为头痛、嗅觉减退或丧失、视力下降、癫痫发作及精神症状或人格改变。

手术入路包括（单双侧）额下入路、翼点入路、额外侧入路、眶上锁孔入路及鼻内镜入路。手术入路必须适用于每一个病例，其中额下入路是指大型和巨大型的 OGM 和翼点入路是指中型 OGM。合适的治疗手段是以最小的脑受损而达到肿瘤的最佳切除。肿瘤切除程度视肿瘤周围的重要组织粘连程度，大多可达到 Simpson I／II。尤其需注意的是，嗅觉保留不是部分切除肿瘤的原因。手术切除侵及前颅底骨质和硬脑膜肿瘤时，术后极易出现脑脊液鼻漏，故常用的方法为"三明治"（即肌肉＋生物胶＋人工硬膜）进行颅底重建。因此，复发的原因可能是没有完全切除的受累颅骨和硬脑膜。组织学类型以内皮型多见，其次为纤维型、砂粒型、混合型、血管型，WHO 分型 I 型（良性）为主，II 型（非典型）少见。充分的术前准备评估，选择恰当手术入路，依靠显微神经外科技术对包绕周围神经、血管等重要结构仔细解剖并保护，术后积极治疗，改善患者的预后。

参考文献

[1] 王成俊，李冬梅，邱明，等 . 嗅沟脑膜瘤的临床特征及其手术治疗 . 中国微

侵袭神经外科杂志，2015，20（9）：405-407.

[2]Ciurea AV，Iencean SM，Rizea RE，et al.Olfactory groove meningiomas：a retrospective study on 59 surgical cases.Neurosurg Rev，2012，35（2）：195-202.

[3]田凯兵，郝淑煜，吴震，等．嗅沟脑膜瘤的临床研究进展．国际神经病学神经外科学杂志，2014，41（2）：174-177.

病例 22

颞浅动脉大脑中动脉搭桥术

一、病例简介

一般资料：患者男，41 岁。

主诉：发现烟雾病 2 个月。

现病史：患者缘于 2 个月前因蛛网膜下隙出血就诊于当地医院。查头颅 CT 示：蛛网膜下隙出血，行 DSA 检查示烟雾病，患者当时突发头痛伴左上肢活动障碍，无恶心、呕吐，无肢体抽搐，无小便失禁，给予输液保守治疗，具体不详，患者病情好转。目前患者未有特殊不适，为治疗烟雾病就诊于我院，收入我科。

既往史：既往体健，否认高血压、糖尿病、冠心病病史，否认肝炎结核等传染病病史，否认手术、外伤、输血史，否认药物、食物过敏史。系统回顾无特殊。

个人史：生于原籍，久居当地，未到过疫区及牧区，否认吸烟、饮酒不良嗜好，否认性病冶游史。

婚姻史：已婚，爱人及孩子均体健。

家族史：家族中成员无传染病史，无家族遗传病病史，无类似疾病病史。

体格检查：体温 36.7℃，脉搏 100 次 / 分，呼吸 20 次 / 分，血压 105/81mmHg。神清，可简单应答，四肢肢体能遵嘱动作，双侧瞳孔正大等圆，直径 3.0mm，对光反射灵敏。颈软，无抵抗，心肺腹未见明显异常。四肢肌张力正常，四肢肢体肌力Ⅴ级，右侧肱二、三头肌及膝腱反射正常，左侧肱二、三头肌及膝腱反射正常，双侧巴氏征阴性，Kernig 征阴性。

辅助检查：

头颅 CT（2018 年 7 月 29 日当地医院）：右侧基底节区少量出血；小脑幕、右侧外侧裂、大脑中动脉走行区密度增高，蛛网膜下隙出血？

DSA 示（2018 年 7 月 29 日当地医院）：烟雾病、左侧椎动脉闭塞。

二、初步诊断

1．烟雾病。

2．左侧椎动脉闭塞。

三、鉴别诊断

1．急性脑梗死　　多有脑动脉硬化病史，突发起病，可表现为头痛、恶心呕吐、意识不清、肢体无力等症状。头颅 CT：发病早期可无表现，24 小时后可表现为颅内低密度影。

2．钩端螺旋体脑动脉炎　　患者脑底血管狭窄或闭塞伴不同程度的侧支循环形成，病程越长，脑底侧支循环越丰富，形成烟雾样血管的比例就越高。钩端螺旋体动脉炎在血管造影上均可出现烟雾样血管，通过追问是否具有感染史及行钩端螺旋体血清凝集试验鉴别。

3．烟雾综合征　　主要表现为组织局部供血动脉血流的突然减少或停止，造成该血管供血区的脑组织缺血、缺氧导致脑组织坏死、软化，并伴有相应部位的临床症状和体征，如偏瘫、失语等神经功能缺失的症候。由明确病因所致典型烟雾病特征的一类疾病总称。HR-MRI 可以用来鉴别烟雾病与部分烟雾综合征。

四、诊疗经过

术前影像（病例 22 图 1、病例 22 图 2）。

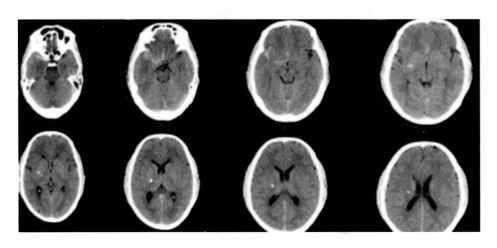

病例 22 图 1　术前头颅 CT

右侧基底节区少量出血；小脑幕、右侧外侧裂、大脑中动脉走行区密度增高，蛛网膜下隙出血？

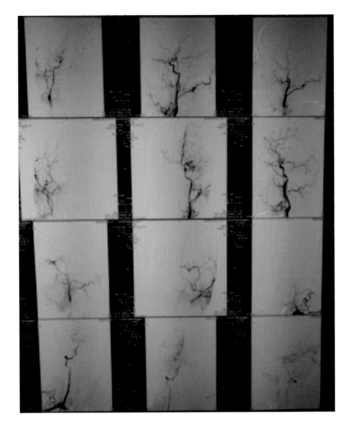

病例 22 图 2　DSA：烟雾病、左侧椎动脉闭塞

手术经过（病例 22 图 3 至病例 22 图 9）：

平卧位，头偏向左侧，标记右侧颞浅动脉主干及其顶支走行为手术切口。

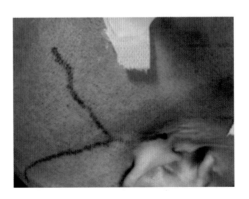

病例 22 图 3　体位与切口

分离暴露颞浅动脉顶支，作为供体动脉，临时阻断夹阻断颞浅动脉主干，修剪血管断端，肝素盐水冲洗管腔，罂粟碱盐水棉片覆盖保护供体动脉。

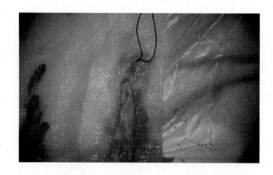

病例 22 图 4　分离暴露颞浅动脉顶支，临时阻断夹阻断颞浅动脉主干

大脑中动脉 M4 分支，并作为受体动脉。依次以二枚动脉夹相距 0.5cm 阻断受体动脉。

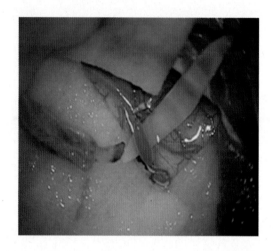

病例 22 图 5　大脑中动脉 M4 分支，并作为受体动脉

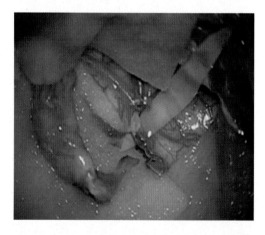

病例 22 图 6　切开血管壁肝素盐水冲洗管腔亚甲蓝染色

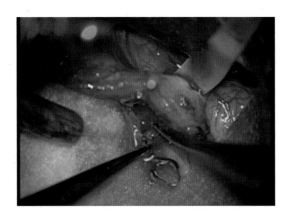

病例 22 图 7 以 10-0 血管缝线将供体动脉与受体动脉端侧吻合

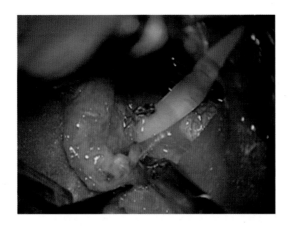

病例 22 图 8 依次释放阻断夹

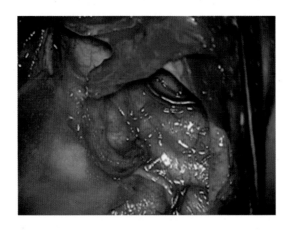

病例 22 图 9 缝合完毕

TCD 辅助判断血流速度及血流方向，双阻断试验判断血管通畅，妥善止血。

术（搭桥前）中（1）TCD 示：根据术者探头放置位置及方向，探及血流频谱如下：

右侧颞浅动脉供体血管段探及负向血流，切口流速为 $V_S = 82\text{cm/s}$，频窗填充，频谱形态大致正常（此时患者袖带血压 104/60mmHg）。

术（搭桥前）中（2）TCD 示：根据术者探头放置位置及方向，探及血流频谱如下：阻断前，右侧大脑中动脉受体血管段探及正向血流，切口流速为 $V_S = 8\text{cm/s}$，波峰圆钝，PI 为 0.58，为相对低流速、低搏动性血流频谱（此时患者袖带血压 97/56mmHg）。

术（搭桥后）中（3）TCD 示：根据术者探头放置位置及方向，探及血流频谱如下：①吻合后，右侧颞浅动脉（桥血管）探及负向血流，流速为 $V_S = 76\text{cm/s}$，频谱形态正常范围；②吻合后，开放桥血管后右侧大脑中动脉受体血管远心端探及血流为正向，流速为 $V_S = 21\text{cm/s}$，频谱形态正常范围；右侧大脑中动脉受体血管近心端（调换探头角度）探及血流为负向，流速为 $V_S = 60\text{cm/s}$，频谱形态正常范围；③计算：切口流速指数（CFI）＝桥血管流速／切口流速＝（76）／（82）约为 0.93。（此时患者袖带血压 101/58mmHg）。

术后处理：给予神经外科Ⅰ级护理，综合心电监护，吸氧，营养神经，控制血压等输液治疗。

五、讨论

烟雾病（moyamoya disease）又名脑底异常血管网症，是颈内动脉颅内起始段闭塞，并在颅底形成异常的毛细血管网，在全脑血管造影时（digital subtraction angiography，DSA）形似"烟雾"得名。目前关于病因有多种学说，尚无定论。DSA 的表现为双侧颈内动脉末端、大脑前动脉、大脑中动脉狭窄或闭塞，且烟雾样血管出现。依据烟雾状新生血管位置分为底型、筛型、穿窿型及后循环型 4 型。

颞浅动脉–大脑中动脉（superficial temporal artery-middle cerebral artery anastomosis，STA-MCA）搭桥术主要用于由供血动脉狭窄或闭塞引起的低灌注和慢血流等血流动力学障碍性缺血性脑血管病，目的在于将颅外的动脉直接吻合于脑表面的动脉，以建立颅外颅内的侧支循环，改善脑缺血的状况，预防卒中发生。

MCA 在外侧裂后方发出颞极动脉、中央前动脉、中央动脉、中央后动脉、角回动脉等分枝，主要供血范围为大脑半球外侧面，包括额中回以下，中央前后回下 75%，顶下小叶，颞下回上缘，枕叶外侧沟以前，一般多采用外侧裂区域 MCA M4 段吻合。依据患者的主要症状及意愿，选择可以改善脑血流的血管进行手术治疗。在行 STA-MCA 吻合术前，在 B 超的指引下，大致描画出 STA 的走形，选择直径较粗、阻力指数小的分支进行吻合，以提高吻合通畅率；术中用罂粟碱和肝素盐水保护血管，以及术中超声评估血管的流畅性，术前、术后采用 CTA 和 CTP 评估血管的通畅性和脑血流灌注，以保证血管吻合的效果。仍需控制血压、口服抗凝药物，降低吻合处出血、高灌注损伤及缺血性脑卒中的的发生率。

但是有研究显示，仅通过血管造影和 MRI 评估是无法充分评估烟雾病患者的脑灌注血流量的。行额外的功能血流量测量可能预测患者的梗死风险，或不需要进行血运重建手术。

参考文献

[1] 赵继宗，周定标 . 神经外科学 . 北京 . 人民卫生出版社，2015：398-403.

[2] 高亦深，王凯，张彩红，等 . 颞浅动脉 - 大脑中动脉吻合术中血管吻合的技术及理念 . 中国脑血管病杂志，2017，14（9）：501-504.

[3] Roder C，Bürkle E，Ebner FH，et al. Estimation of Severity of Moyamoya Disease with（^{15}O）Water-Piositron Emission Tomography Compared with Magnetic Resonance Imaging and Angiography. World neurosurgery, 2018, 117：e75-e81.

病例 23

蝶骨嵴脑膜瘤切除术

一、病例简介

一般资料：患者女，47 岁。

主诉：检查发现颅内占位 1 个月。

现病史：患者缘于 1 个月前因"车祸"，查头颅 MRI 示：①考虑右侧颅底脑膜瘤；②右侧大脑中动脉走行平直，分支较对侧稀疏，无头痛、头晕，无恶心、呕吐，无晕厥，无视物模糊，无视物旋转，无耳鸣、耳聋，无胸闷、气短，无咳嗽、咳痰，无腹痛、腹泻，患者为求进一步诊治就诊于我院。

既往史：既往体健，否认高血压病、糖尿病、冠心病病史，否认肝炎、结核等传染病病史，否认手术、外伤及输血史，否认食物及药物过敏史，预防接种史不详，系统回顾无特殊。

个人史：生于原籍，久居当地，未到过疫区及牧区，吸烟史、饮酒不良嗜好，否认性病冶游史。

婚姻史：已婚，爱人及 1 女均体健。

月经及生育史：女性，月经量中等，颜色正常，无痛经，白带无异常，孕 1 产 1。

家族史：家族中成员无传染病史，无家族遗传病病史，无类似疾病病史。

体格检查：体温 36.4℃，脉搏 85 次 / 分，呼吸 19 次 / 分，血压 125/85mmHg。神清语利，双侧瞳孔圆，直径约 3.0mm，对光反射灵敏，颈软无抵抗，心肺腹未见明显异常。四肢肌张力正常，双侧肢体肌力Ⅴ级，双侧肱二、三头肌及膝腱反射正常，双侧巴氏征阴性，Kernig 征阴性。

辅助检查：头颅 MRI 示：①考虑右侧颅底脑膜瘤；②右侧大脑中动脉走行平直，分支较对侧稀疏。

二、初步诊断

右侧蝶骨嵴脑膜瘤。

三、鉴别诊断

1. 垂体瘤　鞍区及鞍旁脑膜瘤需与之鉴别，垂体瘤容易出现坏死，正常垂体结构消失，增强扫描多呈明显均匀或不均匀性强化。

2. 海绵状血管瘤　鞍旁脑膜瘤需与鞍旁海绵状血管瘤鉴别，后者常呈长 T_1、长 T_2 信号，质地不均匀，内部可见有出血，增强扫描呈持续的不均匀性强化。

3. 原发中枢神经系统淋巴瘤　当肿瘤浸润脑膜出现脑膜尾征时需与脑膜瘤区分。原发中枢神经系统淋巴瘤淋巴瘤属脑内占位性病变，无脑外肿瘤征象，增强扫描呈明显均匀的棉花团状或呈"凹陷征""缺口征"。

4. 胶质瘤　靠近脑表面的囊变的胶质瘤需与明显囊变的不典型脑膜瘤相鉴别。恶性胶质瘤中心不规则坏死、囊变显著，且恶性胶质瘤常浸润性生长，指状水肿更多见，而在囊变脑膜瘤中，脑膜尾征、白质塌陷征及宽基底征较胶质瘤更常见。

四、诊疗经过

术前头颅 MRI（病例 23 图 1、病例 23 图 2）：

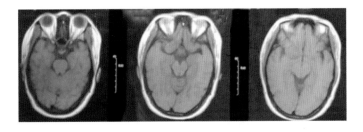

病例 23 图 1　T_1 等信号

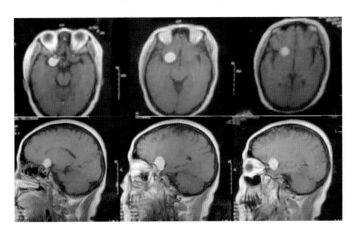

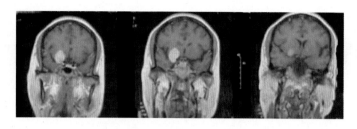

病例 23 图 2　MRI 增强（轴位、矢状位、冠状位）示：均匀一致强化

手术过程（病例 23 图 3 至病例 23 图 6）。

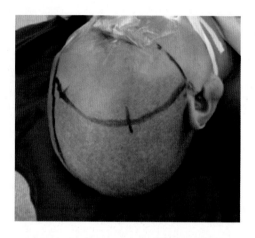

病例 23 图 3　标记右额颞弧形切口

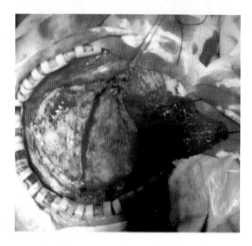

病例 23 图 4　取平卧位头左偏，显露骨瓣

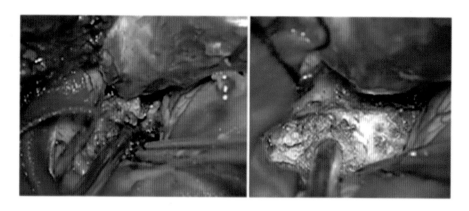

病例 23 图 5 分开侧裂蛛网膜，沿蝶骨嵴向深部探查，灰红色

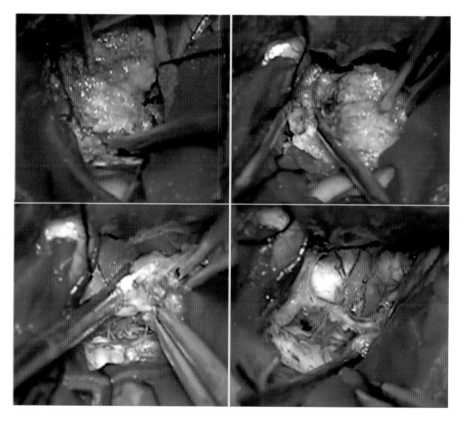

病例 23 图 6 基底位于蝶骨嵴，血供丰富，质地韧，
与周围脑组织边界清晰但粘连紧密，显微镜下边分块切除肿瘤

术后处理：术后给予患者降颅压、抗癫痫、补液等治疗。

病理结果回报：(右侧蝶骨嵴)脑膜瘤(WHO Ⅰ级)，偶见核分裂。免疫组化结果显示：
CD31（−）、Desmin（−）、EMA（−）、GFAP（−），Ki-67（2%）、PR（部分 +）、S-100（−）、
Vimentin（+）。

五、讨论

蝶骨嵴脑膜瘤（SWM）为良性肿瘤，占颅内所有脑膜瘤的 15%～ 20%，其中约一半为蝶骨嵴内侧型脑膜瘤。起源于蝶骨嵴大、小翼上的蛛网膜的帽状细胞，内自前床突，外至翼点。此部位肿瘤位置深，周围解剖复杂，与动眼神经等颅神经及分支、海绵窦、颈内动脉及分支等重要结构关系密切，手术难度大，风险高，且术后并发症较多，致死率、致残率较高。临床上普遍应用 Cushing 的分类法，依据脑膜瘤外形、位置，首次将蝶骨嵴脑膜瘤分为球形脑膜瘤（肿瘤呈结节状或球状）和扁平型脑膜瘤（肿瘤铺于整个蝶骨嵴呈扁平状），并把球形肿瘤分为内、中、外三型，分别起源于前床突、蝶骨小翼、蝶骨大翼。

临床表现取决于肿瘤位置。外侧生长的脑膜瘤出现症状较晚，早期仅有头痛而缺乏定位体征，继而侵犯颞叶，出现癫痫症状发作。内侧型的脑膜瘤早期症状明显，视神经受压出现视力下降或者类似海绵窦综合征；眼静脉回流受阻表现为眼球突出；精神症状和嗅觉障碍多见于肿瘤向前颅底生长。临床症状和体征包括视力损害、头痛、四肢无力、痉挛性惊厥、原发病、偏瘫、精神病、头晕、听力障碍、呕吐。这些症状和体征以视力损害和头痛为主要表现。

手术入路的选择以肿瘤的大小、生长方向以及与颈内动脉及分支的关系为依据，以术区暴露最佳，牵拉脑组织最轻，尽可能全切肿瘤，神经功能恢复最佳为目的。随着医学影像 3D 打印技术的发展，术前依据影像学虚拟出蝶骨嵴脑膜瘤区域的三维立体结构，明确神经、血管及海绵窦的毗邻关系，使等比例的实体解剖模型成为可能。常规有改良 / 翼点入路、经额或颞入路等入路。由于翼点入路具有术后反应轻、术中出血少、术后复发率低等优点。根据 Simpson 脑膜瘤切除分级标准，预判患者肿瘤的复发。

术后依据病理结果，给予患者 γ 刀和质子刀等立体定向放射外科治疗。有研究报道，米非司酮、羟基脲等药物对脑膜瘤治疗有效；血管内皮生长因子等靶向药物治疗，是近年来的研究热点。

参考文献

[1] 赵继宗，周定标 . 神经外科学 . 北京：人民卫生出版社，2014：216-223.

[2] 王年华，徐立新，冷海斌，等 . 蝶骨嵴内侧型脑膜瘤的显微外科治疗 . 国际神经病学神经外科学杂志，2018，45：147-150.

[3] 陈东 . 30 例蝶骨嵴脑膜瘤的手术分型及其治疗探讨 . 中国实用医药，2009，

11：93-94.

[4]Ouyang T，Zhang N，Wang L，et al.Sphenoid wing meningiomas：surgical strategies and evaluation of prognostic factors influencing clinical outcomes.Clin Neural Neuresurg，2015，134（7）：85-90.

病例 **24**

海绵状血管瘤切除术

一、病例简介

一般资料：患者男，11 岁，学生。

主诉：间断头蒙、头痛 16 天。

现病史：患者缘于 16 天前外伤后出现头蒙、头痛，以左侧为主，无意识障碍，无恶心、呕吐，无吞咽困难、饮水呛咳，无视物成双、视物旋转，无耳鸣、听力下降，无肢体抽搐，无大小便失禁，未自行治疗，上述症状无缓解，就诊于我院急诊，查头颅 CT 示：左侧颞叶类圆形低密度影，考虑囊性病变，不除外伴周围少许出血。头颅 MRI 示：左侧颞叶类圆形异常信号，考虑海绵状血管瘤，遂给予患者地佐辛等药物对症治疗，症状无明显缓解，为求进一步治疗收入我科。

既往史：既往体健，否认高血压病、糖尿病、冠心病病史，否认肝炎、结核等传染病病史，否认手术、外伤及输血史，否认食物及药物过敏史，预防接种史不详，系统回顾无特殊。

个人史：生于原籍，久居当地，未到过疫区及牧区，否认吸烟、饮酒不良嗜好，否认性病冶游史。

婚姻史：未婚。

家族史：家族中成员无传染病史，无家族遗传病病史，无类似疾病病史。

神经系统体格查体：体温 36.7℃，脉搏 88 次 / 分，呼吸 22 次 / 分，血压 121/64mmHg。神清语利，双侧瞳孔圆，直径约 3.0mm，对光反射灵敏。颈软无抵抗。心肺腹未见明显异常。四肢肌张力正常，双侧肢体肌力 V 级，双侧肱二、三头肌及膝腱反射正常，双侧巴氏征阴性，Kernig 征阴性。

辅助检查：头颅 CT 示：左侧颞叶类圆形低密度影，考虑囊性病变，不除外伴周围少许出血；头颅 MRI 示左侧颞叶类圆形异常信号，考虑海绵状血管瘤。

二、初步诊断

左颞海绵状血管瘤。

三、鉴别诊断

1. 高血压脑出血　多发于中老年人，多有高血压病史，突发起病，患者可有头痛恶心呕吐，意识不清，偏瘫失语等症状体征，头颅 CT 示颅内高密度影。

2. 动静脉畸形　缓慢起病或突发起病，可表现为头痛、恶心呕吐或抽搐发作，意识不清，耳鸣，视力下降，肢体无力等症状。头颅 CT：表现为颅内低密度，伴不同程度强化影。

3. 淀粉样血管病　出血多分布于大脑半球更表浅部位，常多发即多个脑叶发生的两个或两个以上独立血肿。最常累及枕叶且病变最重，额、颞、顶叶次之。出血边缘不规则，可点状、粟粒状、片状或纺锤状出血，有时出血灶可相互融合。

4. 脑膜瘤　成年人多发，女性稍高于男性，多为良性，起病慢，病程长，头颅 CT 示等密度或稍高密度，MRI 示 T_1WI 和 T_2WI 成像时分别为等至稍低和等至稍高信号，造影剂强化时肿瘤明显增强，有鼠尾征。

四、诊疗经过

术前我院头颅 CT、MRI（病例 24 图 1、病例 24 图 2）。

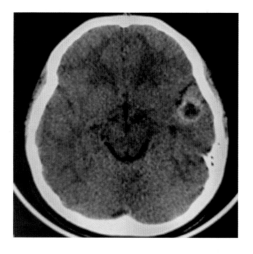

病例 24 图 1　头颅 CT

注：左侧颞叶类圆形低密度影，边缘环状高密度，直径约 1.3cm，考虑囊性病变，不除外伴周围少许出血。

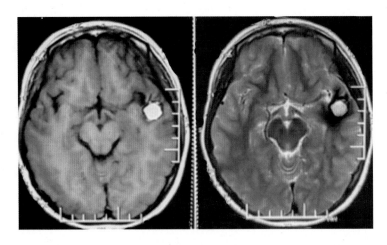

病例 24 图 2   MRI（T_1/T_2 高信号）

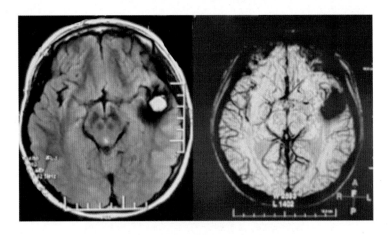

病例 24 图 3   MR 平扫（高 FLAIR 信号，SWI 低信号）

神经导航下左颞病变定位（病例 24 图 4）。

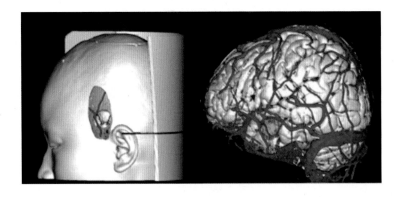

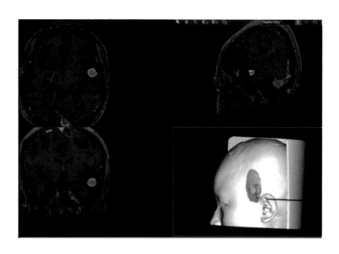

病例 24 图 4　神经导航下左颞病变定位

手术经过：标记直切口，沿标记切开头皮。

手术过程（病例 24 图 5、病例 24 图 6）：

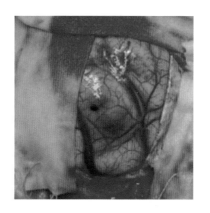

病例 24 图 5　术中见脑张力高，病变位于左颞叶，病变周围有明显含铁血黄色沉着层

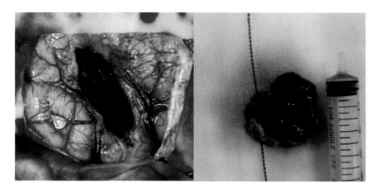

病例 24 图 6　沿含铁血黄色层将肿瘤全切

注：肿瘤血管丰富，直径约 1.3cm，质稍韧，暗红色，送检病理标本。

术后处理：给予患者甘露醇脱水降颅压，氨溴索化痰、雷贝拉唑抑酸，丙戊酸钠抗癫痫及补液等治疗。

病理结果回报：左颞叶海绵状血管瘤。

五、讨论

脑内海绵状血管瘤亦称海绵状血管畸形（cerebral cavernous malformations，CCM），是一种常见的先天性脑血管畸形性疾病，发病率在 0.16%～0.5%，占脑血管畸形的 5%～10%，40～50 岁成年人多发，女性多于男性。由内皮细胞扩张的小血管团构成，其血管壁由结构不正常的胶原形成的基质组成，形状不定，其小血管没有肌层和弹力纤维，包埋于胶原基质中，没有神经元，其内没有脑组织，病灶周围的毛细血管壁上常沉积有含铁黄素，并非实质性肿瘤，多于 70% 的幕上 CM 可发生癫痫，可发生于颅内任何部位，分脑内型和脑外型两种类型。脑内型多位于幕上颞叶皮层下，且多为单发；脑外型以海绵窦区常见，主要临床表现为癫痫发作、出血、头痛及进行性神经功能障碍。

本例患者以头痛发作为主要临床表现。CM 的诊疗过程，包括从临床症状的甄别、确定癫痫发作类型、脑电图诊断海绵状血管畸形病灶与癫痫的关系、CT 和 MRI 表现明确病灶的位置到手术切除病灶、围术期护理、术后抗癫痫药物的调整及癫痫患者的病情随访等。

大多数研究表明，CCM 相关性癫痫是反复少量出血致出血部位含铁血黄素及胶质增生形成引起。血管畸形引起癫痫的多种发病机制：①含铁血黄素和氯高铁血红素沉积；胶质增生和钙代谢异常；继发性癫痫灶的形成；局灶性脑缺血、缺氧作用；②随着病程的延长，含铁血黄素抑制星形胶质细胞对谷氨酸盐的摄取，从而导致神经突触重组，神经元过度兴奋，致使癫痫发生；③CCM 病灶周围铁离子明显沉积，铁离子是一种电子供体，能产生脂质过氧化物和自由基，提高神经细胞膜的兴奋性，导致癫痫发作。有研究者从动物实验中发现，在脑皮质或皮质下注射含铁血黄素可引起药物难以控制的癫痫发作。

手术目标为全切病变，减少出血量，避免损伤颈内动脉及颅神经。一项系统回顾和荟萃分析报道，扩大病变切除术并不能更好地控制癫痫性海绵体畸形患者的癫痫发作。对于以癫痫为表现的脑海绵状畸形患者，以切除病灶及周围含铁血黄素为切除范围。

CCM 继发性癫痫的首选治疗为手术切除，但是对于脑内重要功能区、脑深部 CCM，或存在手术禁忌证、不同意行手术的患者，立体定向放射治疗将可能成为另一种重要治疗手段。

参考文献

[1]Akers A，Al-Shahi SR，Awad I，et al.Synopsis of Guidelines for the Clinical Management of Cerebral Cavernous Malformations：Consensus Recommendations Based on Systematic Literature Review by the Angioma Alliance Scientific Advisory Board Clinical Experts Panel.Neurosurgery，2017，80：665-680.

[2]贾琴，刘文科.多学科团队综合治疗模式在脑海绵状血管畸形相关性癫痫手术治疗中的效果.中国医药导报，2018，15（20）：133-136、144.

[3]Shang-Guan HC，Wu ZY，Yao PS，et al.Is Extended Lesionectomy Needed for Patients with Cerebral Cavernous Malformations Presenting with Epilepsy？A Meta-Analysis.World neurosurgery，2018，120：e984-e990.

[4]何占彪，王宏伟.脑内海绵状血管瘤继发性癫痫的治疗进展.中国临床神经外科杂志，2020，25（12）：894-896.

[5]Von Essen，Welch K，Adler JR，et al.Cerebral hemicorticectomy forepilepsy.J Neuorsurg，2012，97：889-895.

[6]王林，姚远.颅内海绵状血管瘤的临床进展.浙江医学，2018，40（13）：1419-1420.

病例 25
大脑凸面血管畸形切除术

一、病例简介

一般资料：患者女，11 岁，学生。

主诉：突发头痛伴恶心、呕吐 1 天余。

现病史：患者缘于 1 天余前无明显诱因突发头痛，伴恶心、呕吐数次，呕吐物为胃容物，无意识不清，不伴有肢体乏力，期间出现癫痫大发作 1 次，表现为突然意识丧失，牙关紧闭伴四肢抽搐，持续约 20 分钟后逐渐缓解，伴有小便失禁，就诊于当地医院，查头颅 MRI 示：左侧颞叶脑出血，伴周围水肿。给予输液保守治疗（具体不详），患者病情较前稍好转，为求进一步治疗而来我院。

既往病史：既往体健，否认先天性疾病史，否认高血压、心脏病、糖尿病病史，否认肝炎、结核等传染病病史，否认手术、外伤及输血史，否认食物药物过敏史。预防接种史不详，系统回顾无特殊。

个人史：生于原籍，久居当地，未到过疫区及牧区，否认吸烟、饮酒不良嗜好，否认性病冶游史。

婚姻史：未婚。

月经及生育史：女，未初潮。

家族史：家族中成员无传染病史，无家族遗传病病史，无类似疾病病史。

体格检查：体温 36.8℃，脉搏 86 次 / 分，呼吸 13 次 / 分，血压 102/68mmHg。嗜睡，可简单应答，言语笨拙，四肢可遵嘱动作，双瞳孔圆，直径 3.0mm，对光反射迟钝。颈软，无抵抗。心肺腹未见明显异常。双侧肢体肌力Ⅳ级，肌张力正常，双侧肱二、三头肌及膝腱反射正常存在，双侧巴氏征阴性，Kernig 征阴性。

辅助检查：

头颅 MRI 示：左侧颞叶脑出血，伴周围水肿。

入院查头颅 CTA 示：左侧颞叶血肿，CTA 示病变前方血管稍增多紊乱，考虑血管畸形。

二、初步诊断

1．左颞叶脑出血。

2．继发性癫痫。

3．左颞血管畸形。

三、鉴别诊断

1．高血压脑出血　多发于中老年人，多有高血压病史，突发起病，患者可有头痛、恶心、呕吐、意识不清、偏瘫失语等症状体征，头颅 CT 示颅内高密度影。

2．淀粉样血管病　出血多分布于大脑半球更表浅部位，常多发，即多个脑叶发生的两个或两个以上独立血肿。最常累及枕叶且病变最重，额、颞、顶叶次之。出血边缘不规则，可点状、粟粒状、片状或纺锤状出血，有时出血灶可相互融合。

3．脑膜瘤　缓慢起病，可以头痛、恶心呕吐或抽搐发作，意识不清，耳鸣，视力下降，肢体无力等症状为首发症状。头颅 CT：表现为颅内低密度或等密度以及稍高密度影，伴均匀一致强化影。

四、诊疗经过

术前影像（病例 25 图 1、病例 25 图 2）：

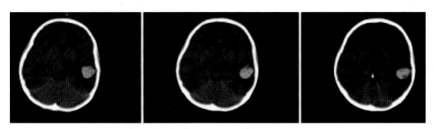

病例 25 图 1　头颅 CT 示：左侧颞叶血肿

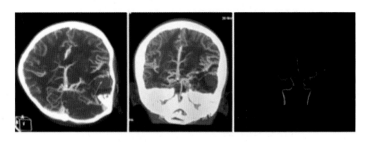

病例 25 图 2　头颅 CTA
注：左侧颞叶血肿，CTA 示病变前方血管稍增多紊乱，考虑血管畸形。

手术过程（病例 25 图 3 至病例 25 图 7）：

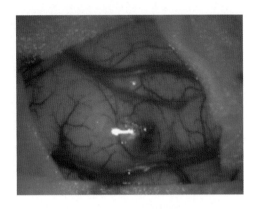

病例 25 图 3　术中剪开硬膜

注：见脑组织张力偏高，左颞叶脑皮层见暗红色血肿。

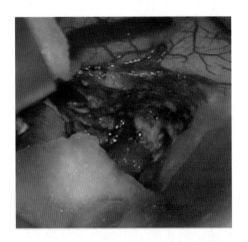

病例 25 图 4　血肿腔侧裂方向可见畸形血管团

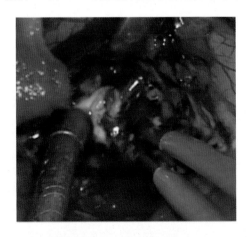

病例 25 图 5　分离供血动脉

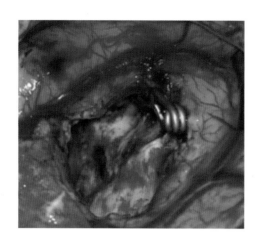

病例 25 图 6　以一枚动脉瘤夹夹闭异常供血动脉

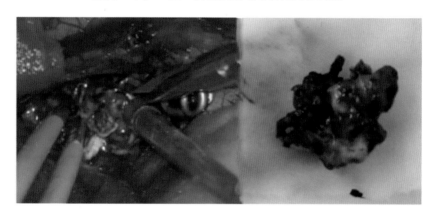

病例 25 图 7　畸形血管团全切

注：血管团大小约 1.0cm×1.0cm×1.5cm，将切除畸形血管团送病理检查。

术后复查头颅 CTA 示畸形血管团消失（病例 25 图 8）。

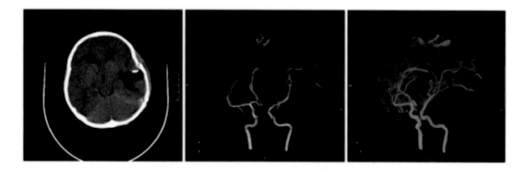

病例 25 图 8　术后复查头颅 CTA

术后处理：给予抑酸、防止血管痉挛、补液、抗炎等综合治疗。

病理结果回报：（左颞叶）送检组织可见扩张迂曲的不规则管腔结构，管腔大小不等，管壁薄厚不一，结合免疫表型符合血管畸形伴出血及吞噬细胞浸润，另可见少许脑组织伴小胶质细胞增生。免疫组化结果显示：CD31（+）、CD34（+）、CD68（+）、D2-40（-）、GFAP（+）、IDH1（-）、Ki-67（5%）、Oligo-2（-）。

五、讨论

血管畸形为一种先天性中枢神经系统血管发育异常的疾病，可发生在脑和脊髓。脑动脉畸形（AVM）是最为常见的类型，其余还可分为静脉血管畸形、海绵状血管畸形及毛细血管扩张症等类别。典型的 AVM 由供血动脉、异常血管团（巢）和引流静脉组成。大脑半球 AVM 多呈楔形，尖端指向侧脑室。临床症状主要为出血、癫痫、头痛及进行性神经功能障碍。

研究显示，AVM 每年出血率 1.3%～4%，AVM 破裂后，第一年再出血率 7%，出血引起发病占 53%～81%。AVM 病死率可能较低，但首次出血病死率约 10%，此后不仅病死率逐渐增加，而且也增加了手术治疗的难度。若合并动脉瘤，出血风险将进一步增加。其次为癫痫。

临床上，对于 AVM 的诊断可选择 DSA、CTA、MRA 其一或联合应用，而 DSA 被视为是影像学诊断的"金标准"。尽管如此，但仍有一部分的血管畸形未被发现。迄今为止，治疗血管畸形的方法包括显微外科手术，血管内介入栓塞与立体定向放射治疗等。

术前常用治疗风险评估系统是 Spetzler-Martin（SM）评分系统，依据 AVM 大小、与功能区的关系和是否存在深静脉引流将 AVM 分为 6 级，具体分值见病例 25 表 1。

病例 25 表 1　AVM 分为 6 级

类别	分值
AVM 大小	
小型（＜3cm）	1
中型（3-6cm）	2
大型（＞6cm）	3
所在脑区的功能	
非功能区	0
功能区	1
静脉引流方式	
仅表浅引流	0
深部引流	1

注：级别＝大小＋脑区的功能＋静脉引流；即（1，2 或 3）＋（0 或 1）＋（0 或 1）

2010 年 Lawton 提出了 SM 补充分级法，新增项目以及分值：年龄＜ 20 岁（1 分），20 ～ 40 岁（2 分），＞ 40 岁（3 分）；AVM 术前已破裂出血（0 分），术前未破裂出血（1 分）；畸形血管团形态致密（0 分），畸形血管团形态弥散（1 分），是对传统分级系统的补充而不是替代。有研究表明，利用 SM 补充分级可以科学地评估手术将会带来的风险，进一步把患者细化分组，相比传统 Spetzler-Martin 评分系统拥有更准确的预测功能。且当 Spetzler-Martin 补充分级小于或者等于 5 分时，患者手术风险较低，可作为手术治疗的一个重要参考依据。 目前缺少大样本临床资料支持，尚不能提示补充分级系统可替代原有的 SM 分级系统，仍需进一步研究得出明确结论。

目前临床上多数依据 spetzler 分级、症状，首选手术切除。在分离并辨认供血动脉、引流静脉时以畸形血管团周围的胶质增生带为标志，手术可减少出血及减轻对周围脑组织的损害，特别是病变位于功能区时。在切除畸形血管团时，还需对增生带中扩张的小血管予以电凝切除， 以防止术后甚至手术结束时发生严重的出血及 NPPB。若病变血管无法一次性完全切除时，可选择介入栓塞联合手术等手段分步进行治疗，以确保完全切除病灶，减少术后并发症，最大化地保留神经功能。

参考文献

[1] 王忠诚. 王忠诚神经外科学. 武汉：湖北科学技术出版社，2015：770-788.

[2] 张涛，李华超，尚彦国，等. 复合手术在复杂脑动静脉畸形治疗的应用分析. 中国微侵袭神经外科杂志，2018，23（5）：204-207.

[3] 易田康，王政，伍业，等. 显微手术治疗脑功能区动静脉畸形 72 例临床分析. 岭南急诊医学杂志，2016，21（1）：74-75.

[4]Lawton MT, Kim H, McCulloch CE, et al.A supplementary grading scale for selecting patients with brain arteriovenous mal-formations for surgery.Neurosurgery, 2010, 66（4）：702-713.

[5] 罗安琪，邓逸伦，齐铁伟，等.Speztler-Martin 补充分级法在脑动静脉畸形的临床应用. 中国神经精神疾病杂志，2015，41（5）：271-275.